医生很忙没细说丛书

细说痴呆

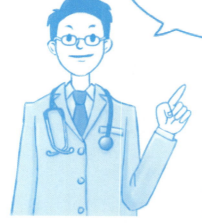

丛书主编　李庆彬

主　　编　孙立满　裴雪梅　刘言祥

电子工业出版社
Publishing House of Electronics Industry
北京·BEIJING

未经许可，不得以任何方式复制或抄袭本书之部分或全部内容。
版权所有，侵权必究。

图书在版编目（CIP）数据

细说痴呆/孙立满，裴雪梅，刘言祥主编. —北京：电子工业出版社，2019.7
（医生很忙没细说丛书/李庆彬主编）
ISBN 978-7-121-36874-5

Ⅰ. ①细… Ⅱ. ①孙… ②裴… ③刘… Ⅲ. ①痴呆—防治—普及读物 Ⅳ. ①R749.1-49

中国版本图书馆CIP数据核字(2019)第116932号

责任编辑：崔宝莹
印　　刷：三河市华成印务有限公司
装　　订：三河市华成印务有限公司
出版发行：电子工业出版社
　　　　　北京市海淀区万寿路173信箱　邮编：100036
开　　本：720×1000　1/16　印张：8.75　字数：116千字
版　　次：2019年7月第1版
印　　次：2019年7月第1次印刷
定　　价：48.00元

凡所购买电子工业出版社图书有缺损问题，请向购买书店调换。若书店售缺，请与本社发行部联系，联系及邮购电话：(010) 88254888，88258888。
质量投诉请发邮件至zlts@phei.com.cn，盗版侵权举报请发邮件至dbqq@phei.com.cn。
本书咨询联系方式：QQ 250115680。

编委名单

丛书主编 李庆彬（北京中医药大学东直门医院）

主　　编 孙立满（北京中医药大学东直门医院）

　　　　　　裴雪梅（北京中医药大学东直门医院）

　　　　　　刘言祥（北京中医药大学东直门医院）

副主编 吴　兢（北京中医药大学东直门医院）

　　　　　牛　笙（北京中医药大学东直门医院）

　　　　　赵　博（北京中医药大学东直门医院）

　　　　　刘冬梅（房山区中医医院）

绘　　图 徐雯琰（北京中医药大学东直门医院）

前 言

成年人的记忆中凝聚着大量的智慧与情感,记录了各种行为和体验。没有记忆的生命,不能算是完美的生命。

然而,现实生活中,存在着这样一群人,他们连"我是谁?我的家住哪里?我今年多大了?"这些看似再寻常不过的问题都无法回答,时间的橡皮擦抹掉了他们一生的记忆。他们就是痴呆患者。

痴呆有多可怕?痴呆能不能治愈?本书正是带着种种疑问出发,一步步揭示痴呆的发生、发展过程,重点介绍预防和早期发现、治疗情况等相关知识。

本书编者均来自临床一线,具有深厚的老年医学背景,他们长期以来对于痴呆老人的关注和对痴呆相关临床知识的积淀,保证了本书的科学性及严谨性。本书内容通俗易懂,并配以生动形象的漫画插图,增加了趣味性和可读性。

希望对痴呆存有种种疑虑的中老年朋友,以及家里有痴呆患者的读者都能从这本书中有所收获。此外,我们同样希望广大的年轻朋友也来读读这本书,因为不论是对自己还是家人朋友,甚至是对陌生人,了解痴呆都有重要的意义。

既然衰老无法逃避,那么面对衰老,我们能做的就是坦然面对、积极应对,享受生命的每一个过程。

孙立满 裴雪梅 刘言祥

2019 年 3 月

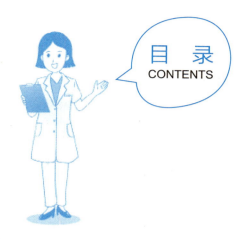

目 录 CONTENTS

第 1 章 Chapter 01

痴呆真的不简单

1 都是"脑子不好使",正常衰老与痴呆区别大 / 002

2 同样是痴呆,也有大不同 / 004
   (1)痴呆的核心症状 / 004
   (2)痴呆的分型 / 006

3 痴呆的发展过程及其表现 / 014
   (1)轻度痴呆表现 / 014
   (2)中度痴呆表现 / 019
   (3)重度痴呆表现 / 023

4 容易与痴呆搞混的疾病 / 025
   (1)痴呆与抑郁 / 025
   (2)痴呆与谵妄 / 026

5 治疗痴呆要趁早 / 027

6 最佳就诊方式 / 029

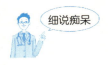

细说痴呆

第 2 章 Chapter 02 大脑日常与病变

1 大脑长什么样子 / 032

2 大脑的工作状态 / 035

3 大脑里的"海马" / 038

（1）什么是海马体 / 038

（2）海马体的生理作用 / 039

4 痴呆大脑的画像 / 040

（1）阿尔茨海默病 / 041

（2）血管性痴呆 / 042

（3）路易体痴呆 / 043

（4）额颞叶痴呆 / 044

5 脑萎缩不一定就会痴呆 / 045

6 大脑也会长"老年斑" / 048

（1）什么是老年斑 / 048

（2）大脑内部的"老年斑" / 048

7 中医说痴呆 / 049

第 3 章 Chapter 03 痴呆的检查方法

1 居家自测量表 / 052

（1）快速筛查量表 / 052

（2）画钟测验检查（CDT）/ 053

（3）简易精神状态检查表（MMSE）/ 055

（4）焦虑自评量表（SAS）/ 057

目 录

　　（5）抑郁自评量表（SDS）/ 058

2　医生帮着做的检测量表 / 060

3　一滴血测痴呆——血液生化检验 / 064

　　（1）外周血中的特异性蛋白 / 065

　　（2）甲状腺功能 / 065

　　（3）维生素 / 065

4　一杯尿测痴呆——尿液检验 / 066

5　大脑的"力气"——脑电图 / 067

　　（1）什么是脑电图 / 067

　　（2）脑电图与痴呆 / 068

6　测量大脑的"使用面积"——头颅计算机断层扫描（CT）和头颅磁共振（MRI）/ 069

7　检测大脑的营养供应——各种"高大上"的检查 / 070

　　（1）淀粉样蛋白正电子发射体层成像（Amyloid PET）/ 070

　　（2）葡萄糖代谢正电子发射体层成像（FDG PET）/ 072

　　（3）结构磁共振（sMRI）和功能磁共振（fMRI）/ 072

8　彻底看清大脑——头颈部CT血管造影（CTA）和脑血管造影 / 073

9　悄悄变化的脑脊液——腰椎穿刺 / 074

　　（1）脑脊液中的蛋白质 / 074

　　（2）腰穿还能缓解痴呆 / 075

10　检查前的准备有讲究 / 075

　　（1）有的检查需空腹 / 075

　　（2）磁共振检查的注意事项 / 076

　　（3）增强类检查的注意事项 / 077

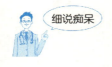

第 4 章 Chapter 04 痴呆的高危因素

1 年龄 / 082

2 性别 / 083

3 遗传 / 084

4 睡眠 / 085

5 吸烟 / 086

6 饮酒 / 087

7 饮食 / 088

8 运动 / 089

9 教育 / 090

10 精神心理因素 / 091

11 脑部外伤 / 091

第 5 章 Chapter 05 如何治疗痴呆

1 西医治疗 / 094

　（1）阿尔茨海默病 / 094

　（2）血管性痴呆 / 099

　（3）额颞叶痴呆 / 100

　（4）路易体痴呆 / 101

　（5）正常颅内压脑积水导致的痴呆 / 101

2 中医治疗 / 102

　（1）中药治疗 / 102

　（2）中医非药物治疗 / 105

3 心理 - 社会行为治疗 / 108

4 理解和关爱是最好的治疗 / 109

5 其他治疗 / 110

第 6 章 Chapter 06

痴呆的预防

1 做到这些就可能远离痴呆 / 114

（1）勤动脑 / 114

（2）多交流 / 115

（3）定期体检 / 116

2 有预防痴呆作用的食物 / 117

3 家里出现了痴呆老人该如何处理 / 119

（1）尽早识别 / 119

（2）尽早就医 / 121

（3）理解和关爱 / 122

4 患者陪护的关键问题 / 122

5 痴呆患者更需要家人陪伴 / 126

（1）痴呆并不是完全变"傻"了 / 126

（2）痴呆患者也需要快乐生活 / 126

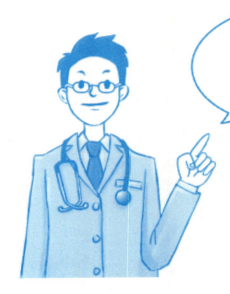

第 1 章
Chapter 01

痴呆真的不简单

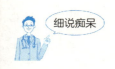 细说痴呆

1 都是"脑子不好使",正常衰老与痴呆区别大

一般来说,随着年龄的增长、身体及内脏功能的衰退,人们的记忆力会逐渐减退。"丢三落四""忘记早饭吃了什么""路上遇到熟人怎么也想不起来名字"等情况变得越来越频繁。许多老年人一旦发现自己有记忆力减退的现象,就会过度紧张,担心自己是不是得了痴呆,有的甚至出现焦虑、抑郁的情绪,严重影响了自己的生活和工作。

其实脑子不好使、记忆力下降并不都是痴呆,正常衰老引起的记忆力下降与痴呆的记忆力下降有着本质的区别。

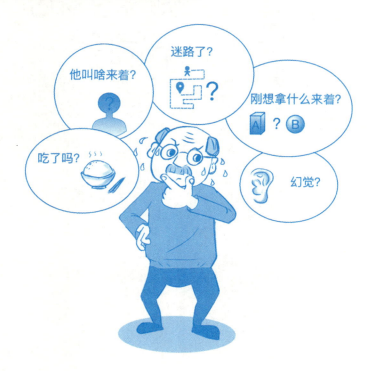

第1章 // 痴呆真的不简单

人在出生时大约有1亿个神经细胞，步入老年后，神经细胞只剩下35%～55%，所以记忆力会随着年龄的增长而下降。这种正常的记忆力下降，会导致对一些琐事暂时想不起来，但是基本的判断力和思考力是正常的，不会对时间、地点、人物和事件出现混淆，经过提醒还会想起来，不会影响正常的社会活动和交往能力。

而痴呆导致的记忆力下降则表现为对以往经验的全部遗忘，记不起刚刚发生的事情，经人提醒后也很难回忆起来；后逐渐发展到不能记起家人和自己，丧失对周围环境的认知能力，分不清楚白天黑夜，不知四季变化，不知道自己身处何地，找不到回家的路等。

"脑子不好使就是痴呆"，这是错误的想法。用不着过分担心害怕，并不是所有的老年人都会得痴呆。不过，正常衰老引起的健忘与痴呆早期的健忘的确很难鉴别，所以一旦发现自己脑子不好使，应及时到医院的神经内科或记忆门诊就诊。医生可以通过各种检测手段来帮助您鉴别。

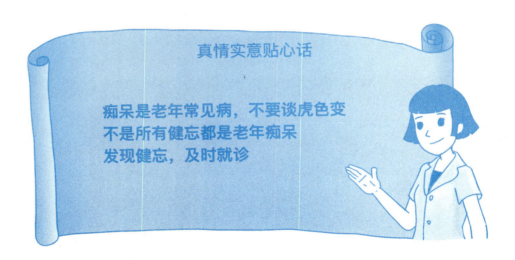

真情实意贴心话

痴呆是老年常见病，不要谈虎色变
不是所有健忘都是老年痴呆
发现健忘，及时就诊

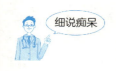

细说痴呆

2 同样是痴呆，也有大不同

（1）痴呆的核心症状

想要了解痴呆，首先要知道什么是痴呆。

痴呆是因脑功能障碍而产生的获得性智能障碍综合征，并导致患者日常生活、社会交往和工作能力的明显减退。它是一种慢性、进行性、持续性的智能损害。这种智能损害包括：记忆力、学习、定向力、理解力、判断力、计算、语言、分析及解决问题等能力受到损害，在病程某一阶段常伴有精神、行为和人格异常。

我们明确了什么是痴呆后，再向大家介绍一下痴呆的核心症状表现。

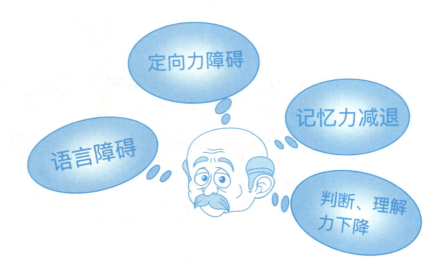

第 1 章 // 痴呆真的不简单

记忆力减退

这个症状很好理解，就是患者出现记不住事情、爱忘事，刚发生的事情就想不起来了，比如钥匙放到书桌上，转头就忘记放哪了；去菜市场买东西，交完钱不拿东西就走了；炒菜忘记放盐；常常忘记了正在烧水而烧坏了水壶等。早期患者的远期记忆往往还能保存，也就是对以前发生的事情记得很清楚；随着时间的推移，病情的发展，到了疾病中期，患者的远期记忆力也会受到影响，逐渐忘记早年间的事情。记忆力的减退是所有痴呆患者都会出现的症状，可以说如果没有记忆力减退，就不能诊断为痴呆。

定向力障碍

定向力包括时间定向、地点定向、人物定向三部分。定向力障碍指的就是患者无法正确判断时间、地点、人物等所处环境相关的情况。痴呆患者常常不知道今天是几月几号星期几，不知道是什么季节，常常穿不合时宜的衣服（夏天穿棉袄，冬天穿单衣）等，这就是时间定向力障碍；痴呆患者出门后找不到自己家，甚至在家里也会由于找不到卫生间而随地大小便，这表明已存在地点定向力障碍；随着病情的发展，痴呆患者在人物定向力方面也会出现障碍，早期可能是叫不出熟人的名字，后期连亲人甚至自己都认不出来，常常把自己的老伴叫成妈妈、和镜子中的自己"对话"，不知道自己的名字、年龄等。

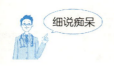

细说痴呆

判断、理解力下降

判断力是人对某件事情的发展过程进行一定预判的能力；理解力是人对某物或某事的认识、整体把握的能力。判断力及理解力下降就会出现对一件事情不能做出准确判断的现象，或是拿不定主意、犹豫不决。比如有些老年人就是因为判断力下降，才会上当受骗，因为一点诱因就给陌生人汇款。在临床测试中，医生常用解释成语的寓意、分析两种东西的异同等来检查患者的理解力、判断力。

语言障碍

语言是进行交流的重要工具和手段，因痴呆导致脑部病变引起的语言功能受损，患者在早期可出现找词困难，表现为说话啰唆、重复，词汇量减少、语言空洞乏味，说话时迟疑、刻板，语言不流畅，经常不能准确说出常见物品的名称，出现命名困难。随着病情的发展，语言出现词不达意，颠三倒四，至晚期则不能形成完整的语言，说话支离破碎，最后发展为一句话也说不出来，这在医学上称作缄默。

（2）痴呆的分型

在临床上，同样是痴呆，却有着各种各样的症状和体征，这是为什么呢？病变累及大脑的部位不同，所以才会有不同的表现。大脑内部的不同部位掌管着大脑的不同功能,比如大脑深部的"海马"部位与人类产生记忆和记忆回放相关,一旦此部位出现问题,就会出现记忆力减退。

另外,因为引起痴呆的疾病多种多样,所以临床上也存在多种表现不同的痴呆类型。临床上,将老年人组织系统的退行性改变导致的疾病,也就是老化所致的疾病称为变性病。痴呆以是否存在变性病而分为变性病痴呆和非变性病痴呆,前者包括阿尔茨海默病(俗称老年痴呆)、路易体痴呆和帕金森病痴呆、额颞叶痴呆等;后者包括血管性痴呆、正常压力性脑积水、其他继发疾病(如感染、肿瘤、中毒等)引起的痴呆等。

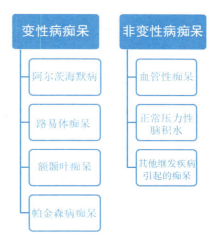

阿尔茨海默病(老年痴呆)

阿尔茨海默病就是我们通常说的老年痴呆,是以它的发现者的名字命名的。一百多年以前,一位叫阿尔茨海默的德国医生在一次精神病学会议上报道了世界上第一例老年痴呆病例。一位51岁的女性患者的症状是进行性的智力减退,并常常觉得有人会迫害她(医学上称为被害妄想),经过4年半的治疗后死亡。后来做尸体解剖时发现患者的大脑萎缩非常明显,通过显微镜观察脑组织切片发现其脑部散在大量发黑的斑点。这些斑点就是医学上所说的脑内老年斑,它的主要成分是β-淀粉样蛋白。

阿尔茨海默病患者脑内不仅存在大量的老年斑沉积,还有一种叫作神经原纤维缠结的病变。老年斑和缠结汇聚在大脑中,杀死脑细胞,并逐渐扩散到大脑的不同功能区域,从而破坏脑功能,这就是阿尔茨海默病形成的元凶。

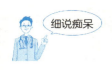

细说痴呆

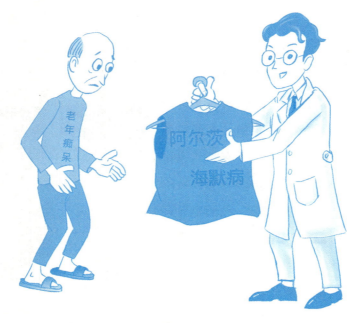

阿尔茨海默病是老年期最常见的痴呆类型，占所有痴呆的60%～80%。我国65岁以上老年人阿尔茨海默病的患病率在3%～7%，其中女性高于男性。随着年龄的增长，它的患病率呈逐渐上升趋势，到85岁以后，每3～4位老年人中就有1位患病者。

阿尔茨海默病是一种起病形式隐匿，病情进行性发展的疾病，因此发病早期患者及家属很难及时发现和察觉。本病早期可以表现为记忆力减退，如忘记刚刚发生的事情（忘记早晨吃了什么等），还会出现时间定向力障碍，如记不住日期、季节、有时忘记自己身在何处。逐渐出现处理能力下降，自己以前能完成的事情需要他人的帮助，如原来可以去银行办业务，现在却无法自行完成。渐渐会出现情感障碍（如暴力倾向），直至晚期发展为生活不能自理的状态。阿尔茨海默病以进行性认知功能障碍为其特点，早期病程进展比较缓慢，在不知不觉中病情进一步发展，会有病情突然出现、加重的感觉。

第 1 章 // 痴呆真的不简单

血管性痴呆

血管性痴呆顾名思义就是因脑血管病引起的痴呆。脑血管病通常包括脑梗死和脑出血,梗死和出血会导致脑血管功能发生障碍,从而引起大脑神经细胞受损;如果病灶涉及前额叶、颞叶及边缘系统,或病灶损害了足够容量的脑组织,会导致记忆、注意、执行功能和语言等高级功能的严重受损,出现痴呆的症状。

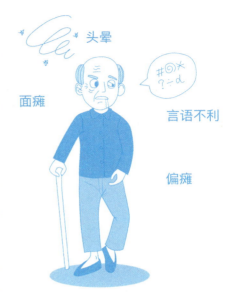

为什么涉及前额叶、颞叶及边缘系统就会引起痴呆呢?这和我们大脑存在不同的"脑功能区"有关。大脑中的额叶包括前区、中区和后区,其中前区,也就是前额叶位于大脑的前部,相当于额头的位置。前额叶是大脑中最重要的区域之一,它的功能很多,跟我们的记忆、情绪、注意、任务处理等密切相关,同时它还是运动中枢,相当于人脑的中央处理器。如果脑血管病后损伤前额叶部位,就会出现记忆力下降、注意力不集中、不能解决问题或独立处理任务等功能障碍。颞叶内侧的海马结构和海马旁回是边缘系统的重要组成部分,而大脑的边缘系统负责掌管人类的情感、本能及短期记忆等功能(大脑结构介绍详见第 2 章)。

所以,脑血管病导致不同的部位受到影响,就会出现不同的痴呆症状。

血管性痴呆被认为是仅次于阿尔茨海默病的最常见的痴呆类型,其患病率为 1.26% ~ 2.4%,占所有痴呆的 12% ~ 20%。

脑血管病有较高发病率,但因首发症状为脑血管病引起的局灶性神经功能缺损,所以即便导致的血管性痴呆发病人数也很多,早期却不易被发

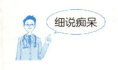

细说痴呆

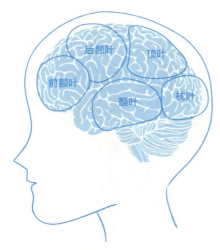

现。神经局灶功能受损由于病变的部位不同，临床表现也不同，比如，有些患者可能会肢体偏瘫，如单侧肢体活动不利；或者视野缺如，如单侧或部分视野缺如；或者偏身感觉障碍，如偏身肢体麻木；或者言语不利，如言语含糊等。出现上述症状时，患者及家属会把绝大部分注意力放在相关的治疗和功能恢复上，不知血管性痴呆正悄悄走近。

脑血管病致残率高，患者心理创伤较大，也会表现出失眠、焦虑、抑郁等情绪改变。出现相关症状时应该提高警惕，及时就诊，及时发现血管性痴呆。

脑血管病患者大多有高血压病、糖尿病及动脉硬化等危险因素，可能反复发作，使神经细胞逐渐受到破坏，慢慢出现神经精神症状。病情会出现阶梯性进展，早期有部分局限性痴呆表现，如记忆力明显减退，但理解力、反应力、定向力、判断力均正常；后期进展为全面性痴呆而影响日常生活。因此，我们应该严格控制危险因素，预防脑血管病的反复发作。

路易体痴呆

本病是由脑内特殊物质——路易体而得名的。近年来研究认为路易体痴呆占老年期痴呆的 15%～20%，发病人数较多，故不能小觑。

路易体痴呆的患者会出现波动性记忆力减退，这种突然发作而又短暂的记忆力减退，可持续几分钟、几小时或几天，之后又戏剧般地恢复。比如患者正在和别人聊天，突然沉默不语，两眼发直，过了一会儿又突然恢复。患者本人的主观描述可能是"忽然脑子一片空白，什么都不知道了"。

第 1 章 // 痴呆真的不简单

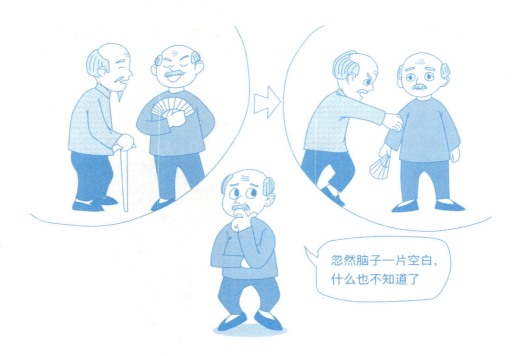

忽然脑子一片空白，什么也不知道了

　　路易体痴呆患者的另一个典型症状就是视幻觉，相比阿尔茨海默病的视幻觉更为生动逼真，活灵活现。如患者可以形象地描述他们所看到的人或物，他们会看到"房屋里走动的宠物"。视幻觉常常出现在夜间，同时伴有听幻觉和嗅幻觉，如患者可能会拿着未接通的电话聊得不亦乐乎。其他疾病的患者出现幻觉，会因为"总是看到不想看到的东西"而感到自责抱怨，但路易体痴呆患者很少为此而感到烦恼。

　　另外，患者还会逐渐出现帕金森综合征的典型症状，如静止性震颤，静止不动的时候，放在膝盖上的手也会不停哆嗦。一般情况下，这种不能自我控制的震颤会使患者本人感到烦恼，还会引起家属的注意，前往医院就诊。当病情进一步发展，静止性震颤逐渐消失，患者就进入肌肉僵直阶段，全身肌肉僵化导致日常行动困难，严重影响生活质量。此类患者的步态多是小碎步行走，运动非常迟缓，很容易摔跤。另外，路易体痴呆患者还会出现睡眠

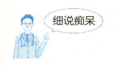

障碍，夜间多梦、肢体运动和梦呓，以及自主神经功能异常，如便秘或者直立性低血压等。

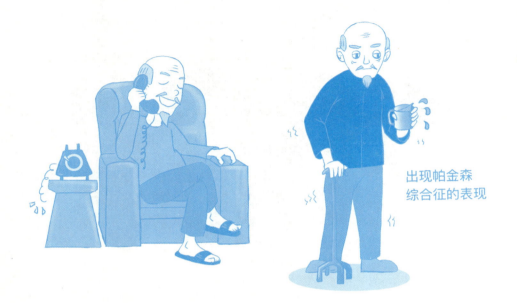

出现帕金森综合征的表现

额颞叶痴呆

本病是因病变累及了大脑额叶或颞叶，使其局限性进行性萎缩引起的。额叶和颞叶是人的精神活动的主要场所，额叶主管人的记忆、判断、分析及思考，它将大脑收到的各种信息整合、分析形成高级的精神心理活动，与记忆、语言、智力、人格密切相关；颞叶活动涉及记忆、情绪、听觉等，若这两部分发生病变，就会出现人格及情感改变，逐渐出现认知功能减退、社会行为恶化等。

如果和幼儿说"老老实实待在这儿，不许动"，他们可能不会听从，依然到处乱跑，不能安静地待着。为什么会这样？一个重要的原因就是幼儿的额叶还没有发育完善，无法处理相关信息。所以，对于额颞叶痴呆的患者来说，由于额叶或颞叶出现病变，就会逐渐出现一些难以控制、常人很难理解的异常行为，比如会把牙刷装进兜里，异食癖，不停地重复同一动作的刻板行为以及偷窃癖等。有些患者还会出现情感障碍，不能控制自己的情绪，如容易激惹、暴怒、打人等。还会出现言语障碍及失语，如言语减少，词汇匮乏及缄默等。这些表现会因我们的粗心而被忽略，耽误患者的诊治。因此在生活中应擦亮眼睛，及时发现这些蛛丝马迹，及时就医。

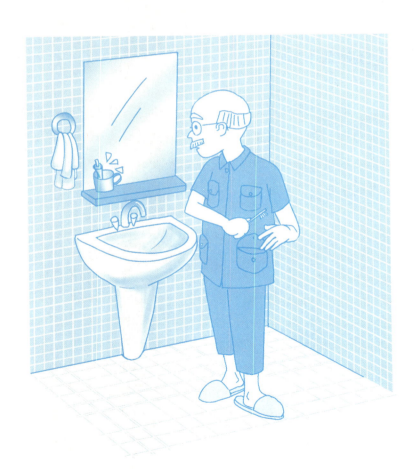

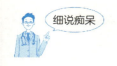

细说痴呆

3 痴呆的发展过程及其表现

从认知正常到痴呆,是一个缓慢发展逐渐加重的过程,按严重程度大致可分为三个阶段:轻度、中度和重度。每个阶段之间没有严格的分界线,各个阶段的表现也是互有交叉的。

(1)轻度痴呆表现

张叔叔最近老是觉得自己的脑子不好使。出门买菜经常忘了带钥匙,交了钱忘了拿菜就走了;做饭时经常把饭烧糊,忘记还在烧水就出门了,经常忘记东西放在哪,一天中有一半的时间都在找东西。

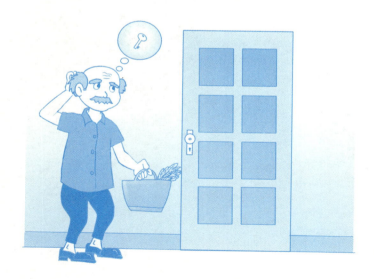

第 1 章 // 痴呆真的不简单

背后的原因

张叔叔的种种症状都是痴呆最早期的表现。痴呆早期的核心症状前面我们都提到了,就是记忆力障碍。首先表现的是近事记忆力减退,常将日常所做的很简单的事情和常用的物品遗忘。随着病情的进展,可出现远期记忆力减退,即对发生已久的事情和人物的遗忘。

这个阶段,患者平时生活还是可以自理的,如果不细心观察,很难发现异常。出现了张叔叔的这些表现,需要尽早去医院进行专业系统的检查。

情景再现

赵阿姨最近经常在家已经想好了做什么菜,到了菜市场却想不起来要买什么菜;买菜回家后,却不知道怎么做;忘记炒菜的步骤,味道远远不如以前。

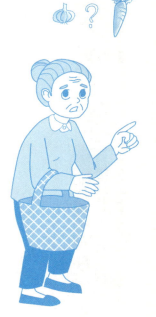
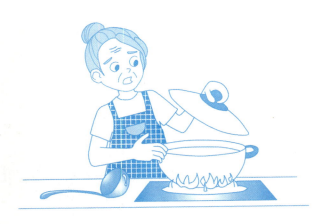

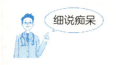

细说痴呆

背后的原因　早期痴呆患者执行功能有不同程度的下降，无法有效地启动并完成有目的的活动，这与前额叶皮质的破坏导致执行功能损害有关。有的家属看到老人出现这种情况，没有想到背后的原因，只是简单地认为老人年纪大不能再干活，请保姆来照顾。这样一来，患者不用再做日常家务，反而会导致日常生活能力进一步下降，并掩盖痴呆的表现，往往因为未能及时就医而耽误最佳治疗期。

情景再现　一天，王奶奶和她的小学同学们吃饭、叙旧。席间，王奶奶想要一个茶壶，却一时想不起来"茶壶"这两个字，所以就用手比画倒水的动作示意服务员。

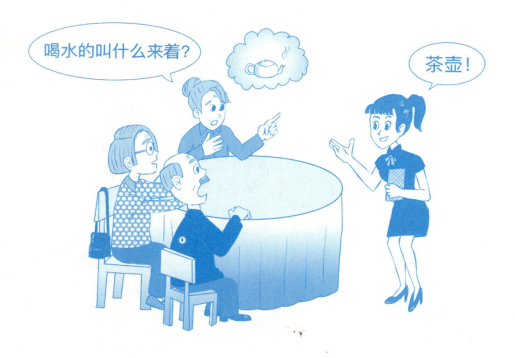

第1章 // 痴呆真的不简单

很多老人都会出现类似的情况，想说一件东西，却怎么也想不起来名字，只能用手势或动作来表达。这说明此时老人的记忆能力或口语表达能力已经开始下降了。典型的阿尔茨海默病患者早期的语言障碍表现为找词困难、命名障碍与流畅性下降，就如同王奶奶一样，想说的名词怎么也记不起来，无法给物品命名，只能是以功能来示意。这些患者往往还会出现语言交流能力的下降，说话不流畅，前言不搭后语。

作为医生，我们经常在临床中听到家属这样的感叹：我家老人去年还是好好的，怎么突然脑子变得就这么糊涂了呢？其实，痴呆并非突然发生，而是家人没有在日常生活中仔细观察。

如果家人在这个阶段还没有注意，任其发展，当真正发展到痴呆的严重阶段就会追悔莫及。

李阿姨是一个性格热情开朗、兴趣爱好广泛的人，但最近几年经常因为一点小事就会发火，对待别人显得漠不关心，对原来的爱好也没有了兴趣。她以前特别爱干净，现在却连家里的卫生也不爱打扫了。出门买菜时还经常算不清楚账。

痴呆早期除了记忆力减退的核心症状外，有些人还会表现出人格方面的障碍，如不爱清洁、不修边幅、性格改变、暴躁易怒、自私多疑等。家人往往很不理解，老人明明以前性格很开朗，脾气很温和，怎么变得越来越暴躁了？家人不理解，甚至和老人不断发生言语冲突，家庭矛盾愈演愈烈。遇到此类问题，作为家人应该冷静对待，切莫和患者争吵。患者记忆力下降，情绪容易失控，一旦事物不能掌控在自己手中，就会产生强烈的不安

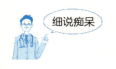

全感和焦虑感，并且伴有强烈的自卫意识。这时患者更需要家人的关怀，来缓解他们的紧张、焦虑与不安。

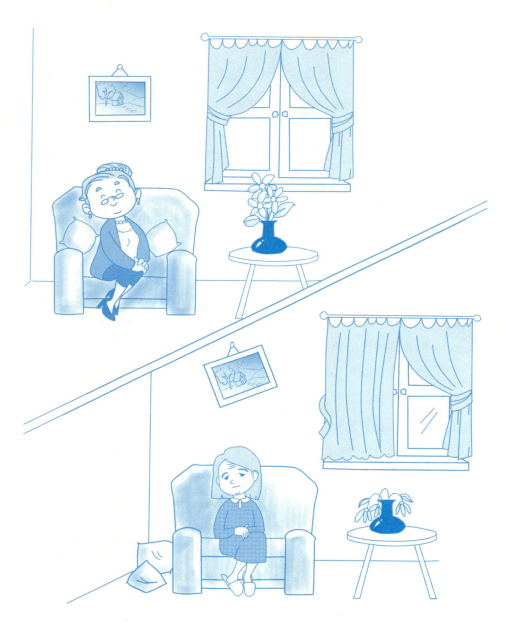

（2）中度痴呆表现

 情景再现

最近家人发现李奶奶越来越爱唠叨了。孙子每次回来看望，李奶奶总是把一个问题翻来覆去地问上好多遍，一句话也会反反复复说上好多遍。

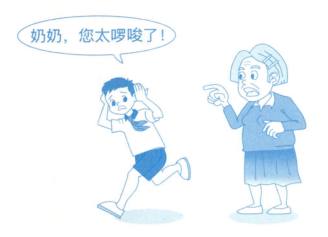

背后的原因

痴呆发展到中期，记忆力障碍进一步加重，近事记忆力减退明显。李奶奶的反复询问及唠叨不停的原因，有可能是她瞬间就把自己刚刚问的问题、得到的答案以及说过的话都忘记了，所以才会一遍一遍地重复。

 情景再现

小吴陪母亲去医院看病。挂号时，母亲去上厕所了。小吴挂完号，发现母亲不见了，就打电话询问。

吴妈妈："我在厕所呢。"

小吴："您在哪个厕所？这也没见着厕所啊。"

吴妈妈："哪个厕所啊？这是几楼来着？哎呀，看我这记性，怎么想不起来了。"

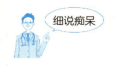

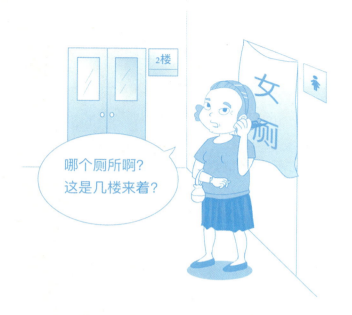

背后的原因　　小吴母亲的行为叫作走失，就是找不到自己或目标的所在位置。比如住了很久的地方，出门后却找不到回家的路；住了好长时间的医院，出病房后找不到自己的房间。分析走失的原因，首先就是记忆力下降，记不住门牌号、病房号等信息。除此以外，患者的空间定向力也出现了障碍，对空间中物体之间的关系辨识能力下降，这也是走失的重要原因。存在空间定向力障碍的患者，不能建立物体间正确的空间关系，对于街道、房屋等相互位置不能正确理解，自然就无法判断自己或目标的方向和位置。

所以，为了防止老人走失，可以让老人随身携带写着姓名、家庭住址及家人联系方式的卡片。

情景再现　　最近家人发现老刘经常不按照天气变化增减衣服，大冬天却穿着单衣出门，衣服扣子总是系不对，鞋子也会穿错。

第1章 // 痴呆真的不简单

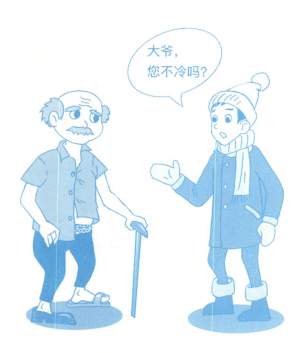

背后的原因　中度痴呆,除了记忆力障碍进一步加重外,工作、学习新知识和社会交往能力也会减退,特别是早已掌握的知识和技能出现明显的衰退,穿衣、系扣等看似简单的日常生活技能对患者来说显得非常复杂。日常生活技能其实需要多种认知能力参与才能完成,中度痴呆患者各项认知能力,如思维判断能力和执行能力等均有不同程度的衰退,因此不能将包含了多个环节的事情谋划处理得当。

情景再现　家人发现张爷爷最近总是在晚上大喊大叫,口中念念有词:"你这个臭老鼠还想往哪儿跑,赶紧从墙上下来,看我不打死你。"有时候张爷爷还会和家人说:"你听,什么动静?有人在吹笛子啊!"

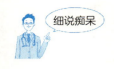

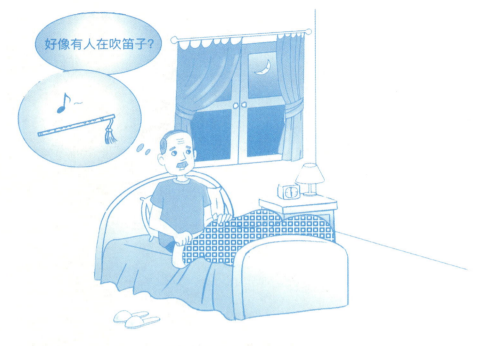

背后的原因　前面我们讲过了,在众多痴呆中,路易体痴呆的患者容易出现生动活泼的视幻觉。路易体痴呆是由于枕叶受损,而枕叶是人的视觉处理系统,它的功能是判断眼睛看到的事物,或者处理进入眼中的信息。如果视觉处理系统受损,就会导致患者看到一些根本不存在的东西,或者把静止的东西看成活动的东西。

在其他类型的痴呆中,还会有幻听的情况。这类患者常常在傍晚或夜间出现幻听症状,他们会显得很焦躁、坐立不安,或是在屋里走来走去,这在医学上被称作"黄昏综合征"或"日落现象"。

当患者出现幻觉症状时,家人应该耐心倾听患者讲述,让他们的情绪慢慢地平静下来。不应该不由分说地否定患者,如"根本没有什么老鼠"之类。讲话是需要讲究策略的,万万不要伤害患者的自尊心。

（3）重度痴呆表现

 王奶奶被家人带到医院看病，她现在记性特别差，已经不认识家人了，也不知道自己是谁，经常对着镜子说话。

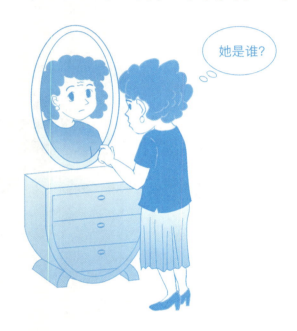

 痴呆发展到这个阶段，患者已不能记起自己和家人，也不能完成日常简单的生活事项，如穿衣、进食等，甚至终日卧床不语，丧失与外界沟通的能力。此时，患者生活能力的衰退程度已经达到完全需要他人照料的阶段，如家人无法全身心陪伴老人，建议寻求专业护理人员的帮助。

 郑爷爷患痴呆很久了，睡眠问题非常严重，白天呼呼大睡，叫都叫不醒；晚上不睡觉，还经常做出各种各样稀奇古怪的举动，吵得家人不能休息。

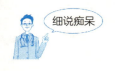

细说痴呆

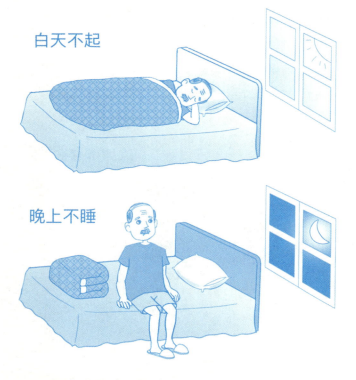

白天不起

晚上不睡

背后的原因

睡眠障碍是痴呆的常见症状之一。白天呼呼大睡很难被叫醒，夜间却又不睡觉，这样的患者往往会被家属怀疑是得了脑血管病。送医后，才发现他们已经处于痴呆的重度阶段。这个阶段的患者，判断力、记忆力和定向力等显著下降，对于自己在夜间的所作所为并不自知，需要通过药物改善睡眠障碍。作为家属，白天应尽量多陪陪患者，和患者一起聊聊天，可以刻意向其传达一些时间概念，帮助患者调整作息时间。

重度痴呆阶段，老人残存的认知功能已经非常少了，日常生活需要被全面照料。他们的记忆力严重丧失，无法对时间、地点进行判断，对人物的识别也出现了严重混乱，无法与人交流，甚至只能说出只言片语。这个阶段，患者还有可能出现精神行为异常，如多疑、被害妄想、幻觉等。重度痴呆老人的最后阶段，常因一些并发症而去世，如长期卧床导致的感染、褥疮、营养不良、多脏器功能衰竭等。

4 容易与痴呆搞混的疾病

（1）痴呆与抑郁

在就诊的患者中，有相当多的一部分人表示自己经常丢三落四，脑子糊涂不好使，他们因此很苦恼。在这些人当中，其实大多数是患有抑郁症，而真正被诊断为痴呆的是少数。

为什么呢？这是因为抑郁症患者也会有健忘的症状；而痴呆患者的病情发展到一定程度后，会连自己爱忘事这件事也不记得了。

那么，应该怎么来区分抑郁和痴呆？

抑郁症患者的核心表现通常是情绪低落、思维缓慢和意志行为降低，临床上称为"三低"症状，以情绪低落最为主要。患者大多数时候显得情绪悲伤、感觉心情压抑、提不起精神，觉得自己完全被"乌云笼罩"，常哭泣，无愉快感。患者的自我评价降低，感到自己能力低下，不如别人，什么事也干不好或干不了；觉得自己的一切都很糟糕，前途暗淡，毫无希望；无法从日常生活及活动中获得乐趣，对以前非常热衷的事情也难以提起兴趣。部分患者有深深的内疚甚至罪恶感，感到生活没有意思、人生没有意义，生不如死。重度患者容易产生自杀念头。

抑郁症患者往往思考过程困难，对一些简单的问题也需要较长时间考虑；决断能力明显降低，优柔寡断、犹豫不决，对一些日常小事也难以做出

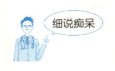
细说痴呆

决定。抑郁症患者说话常非常缓慢,回答问题需要很长时间,且常以简单的言语作答,与之交谈很困难。

抑郁症患者虽然也会出现记忆力减退、反应迟缓、注意力不集中等症状,但是这些症状通常出现在情绪变化之后,且会随情绪好转或抑郁症状减轻而恢复。有学者认为,如果随着情绪症状的进展,认知障碍进一步恶化,首先应考虑是抑郁症;如果情绪症状较为稳定,但认知症状恶化,则首先考虑痴呆的可能。

当然,有些痴呆的老人同时也会伴有抑郁症状,因此在进行病情的询问时,医生会将患者和家人的叙述相结合以提高诊断的准确性。

(2) 痴呆与谵妄

前面我们提到痴呆患者在某一阶段会出现谵妄,谵妄是痴呆的兼症,但实际上和痴呆属于两种不同的疾病。两者很容易混淆,治疗上也有区别,有必要进行详细的说明。

谵妄是患者在意识清晰度降低的同时,出现定向力障碍,包括时间、地点、人物定向力及自身认识障碍,并产生大量的幻觉、错觉。幻觉以幻视多见,内容多为生动、逼真而鲜明的形象,如看到昆虫、猛兽、鬼神、战争场面等。

谵妄的特征之一就是常急性发作,症状迅速波动(甚至在数分钟之内),日落后有加重的趋势。谵妄患者在清醒后对谵妄的过程不能回忆或只有片段回忆。谵妄症是可以被治愈的,其症状缓解后智能无明显障碍。

痴呆患者在一定诱因作用下也会出现谵妄发作,当这些诱因被消除后谵妄症状也会消失。另外,痴呆症状不会出现昼夜变化。

5 治疗痴呆要趁早

据资料显示，阿尔茨海默病已成为继心脑血管疾病和恶性肿瘤之后的第三大杀手，严重影响老年人的日常生活和身心健康，给家庭和社会带来了沉重的负担。9月21日是世界阿尔茨海默病日暨老年痴呆日，而整个9月都被定为阿尔茨海默病月，可见老年痴呆问题已经引起了大家的重视。

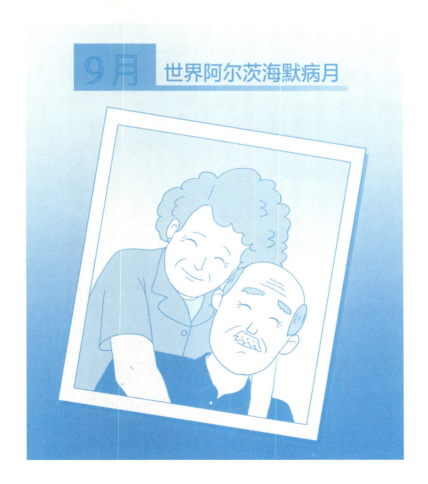

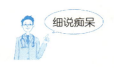

细说痴呆

痴呆患者到了病情严重的阶段，会出现不认识人、脾气暴躁、喜怒无常、离家出走、大小便失禁、瘫痪等表现，需要被人时刻不离地照顾。独处期间，患者的生命安全，甚至整个家庭的财产安全都会受到威胁。早咨询、早发现，积极配合治疗，就能延缓病情的进展，提高老年人的生活质量。

如果结局不可避免，对于患病老人来说，能在思维能力较好的时候安排好自己的生活，对自己的未来做出理智的选择很重要。而早期治疗，延缓病情进展能让他们有机会对自己和家庭的未来进行规划。

早期诊断，就能让家人明白患者的一些不正常行为是由于疾病造成的，不是在胡搅蛮缠，进而给予患者更多的同情、理解和包容，减少家庭矛盾。同时，家属也能尽早对家庭生活进行合理规划，充分了解社会支持情况，充分利用卫生健康资源，减轻家庭负担，避免不必要的家庭纠纷。

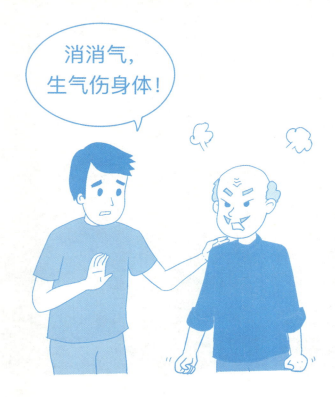

最重要的一点，就是可以避免出现患病老人走失后无从寻找的情况。如果能在早期就识别了老人的相关症状，确认诊断，医生就会提供相应的建议，家属也会从思想上重视并有所准备，如给老人口袋里放入带有情况说明、家庭住址、家属联系方式等的卡片等，即便走失也易于寻找。

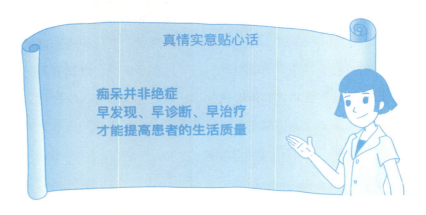

真情实意贴心话

痴呆并非绝症
早发现、早诊断、早治疗
才能提高患者的生活质量

6 最佳就诊方式

作为患者或者家属，去医院就诊时，可能不是很清楚什么是对医生最有价值的。下面就详细地进行介绍。

整个诊治过程，最先也是最重要的部分就是问诊，医生会把问诊的内容写到病历本上。那么医生都需要了解什么呢？首先是"主诉"，主诉就是你最痛苦、最需要医生来解决的症状、问题，再加上持续的时间。比如，"医生，最近1年我觉得记性特别差"，那么在医生看来主诉就是"记忆力减退1年"。主诉对医生来说是非常重要的信息，经常有患者来看病时，啰哩啰唆说了一大堆症状，而被问到这些症状存在有多长时间，则表示"好长时间了"。这样的时间概念是非常模糊的，而医生想听到的是具体的时间长度，

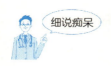

细说痴呆

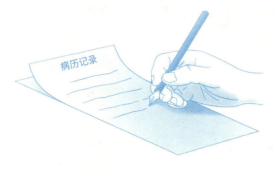

最好是"从某某天开始"这样的精确描述。所以,患者或家属在就诊前,应该有所准备。

当医生了解了主要症状和持续时间以后,接下来会问及发病形式、具体表现、进展方式及过程等情况,以及有关的诊治过程,即是否曾因这些症状去其他医院就诊、做过什么检查、吃过什么药等。患者本人可能无法完全表述清楚,这时就需要家属提供相关信息了。

附:痴呆问诊小卡片

记忆力减退	何时开始 本人发现　　家属发现 症状无发展　症状有发展
记忆力减退症状	经常丢东西 忘记家人或熟人的姓名 忘记刚刚做过的事情
语言问题	忘记简单的词语 语言表达让人无法理解
生活能力方面	可以自己应付 需要家人协助 需要时刻被照顾
性格行为变化	沉默寡言　　由大方变吝啬 由温和变粗暴　怀疑东西被偷
情绪异常变化	情绪起伏较大 意志消沉、不爱外出

另外,需要特别提醒患者及家属的是,更换就诊医院或面对新的接诊医生时,要带齐之前的病历,如化验单,X线片、计算机断层扫描(CT)、磁共振(MRI)等影像学资料及其他检查结果等。这些对于医生分析诊断病情十分重要,不但能为治疗提供参考,还可以避免重复检查。

第 2 章
Chapter 02

大脑日常与病变

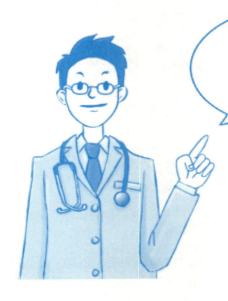

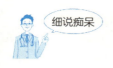
细说痴呆

1 大脑长什么样子

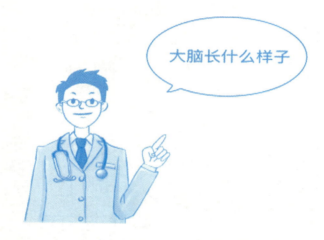

大脑对人类至关重要。人之所以为人并有别于其他物种，其中一个重要的原因就是人类拥有很复杂的大脑。

大脑支配着我们的一举一动和一言一行。我们通过眼、耳、鼻、皮肤等去看、去听、去闻、去接触周围的万物，获取信息，并传回大脑。大脑通过整合而获得意识，并将认为有用的信息以记忆的方式存储起来。比如说小孩被火烫着了，从此知道火很危险，下次再面对火时，自然会躲避。

大脑位于颅腔内部，是人体中最复杂、最精密、最重要的器官。人的大脑拥有大约 140 亿个神经细胞，男人和女人的大脑并没有太大区别。在不同的年龄阶段，大脑的重量也会略有不同。1 岁幼儿大脑重 910 克到 925 克，6 岁时增加到 1200 克左右，青春期时重量为 1250 克到 1400 克。成年男性大脑重量为 1375 克到 1450 克，成年女性为 1300 克到 1420 克。

第 2 章 // 大脑日常与病变

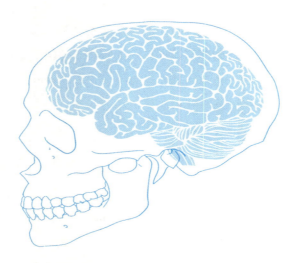

　　大脑主要由水、脂肪和蛋白质构成,大约占体重的 2.1%。那么我们的大脑到底有多大呢?它的大小和两只紧握的拳头差不多。外形看起来有点像核桃,颜色为淡粉红色,硬度和豆腐类似。大脑表面有许多弯弯曲曲的沟裂,称为脑沟,脑沟间凸出的部分称为脑回。脑沟、脑回使大脑表面像一块布满皱褶的绸布,一旦展平开来,面积能达到约 2250 平方厘米,有报纸整个版面那么大。大脑沟回的存在,有很重要的意义,可以让体积有限的颅腔容纳下足够大面积的皮质,使得大脑信息传导变得更有效率。

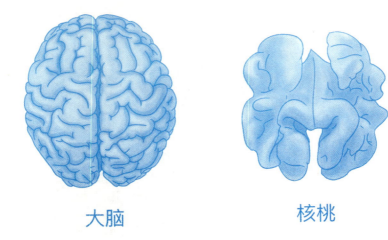

大脑　　　　　　　核桃

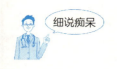

细说痴呆

大脑是神经系统的最高级部分,分为左脑和右脑,左、右脑虽然形状相似,功能却大不相同。左脑和右脑通过一个叫胼胝体的组织相连接。胼胝体实际上是一束神经组织,负责协调左、右脑的工作,不断平衡外界输入的信息,使抽象的、整体的图像与具体的逻辑信息连接起来。

左脑负责抽象思维,具有推理、分析、判断等能力,负责处理文字、语言和数字等抽象的信息,有理性和逻辑性的特点,所以被称为"文字脑""理性脑"。

右脑负责感性思维,具有想象、创造、情感等功能,处理声音和图画等具体的信息,有感性直观的特点,所以被称为"图像脑""感性脑"。右脑还常被称为"潜能脑"。有研究表明,右脑有强大的记忆功能,记忆力是左脑的100万倍,能发挥强大的能量和惊人的创造力。在现代社会,右脑开发的重要性凸显,越来越被重视。

但是要注意,大脑的任何功能都是左右脑共同参与、协调工作的结果,不太可能单独实现。

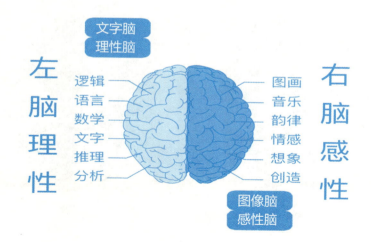

右脑的记忆力是左脑的100万倍
两脑协同工作,创造惊人成就

2 大脑的工作状态

大脑的重量不到 1500g，运行功率只有 12 瓦特，消耗的能量仅相当于一个小的节能灯。如此小体积、低能耗的大脑还能完成诸多任务，可见大脑的工作效率是多么的高。大脑无时无刻不在工作，就算我们在睡觉，大脑也还是有部分在活化，这样就会产生梦。所以如果夜晚做梦多，第二天精神不好，就说明大脑没有得到充分的休息。

大脑时刻都在工作，只是工作的部分不同而已。那么我们的大脑是怎么工作的呢？想要全面了解大脑的工作状态，还得从大脑结构开始。

大脑由灰质（即大脑皮质）和白质两个组成部分。记忆细胞形成了大脑灰质，就相当于计算机的硬盘，通过形成记忆来记录各种信息。记忆的形成是在一组不同部位的记忆细胞联合作用下完成的，记忆细胞通过改变自身状态来"记住"信息。

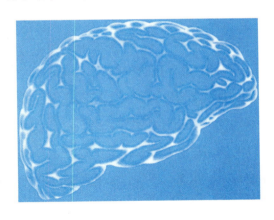

大脑白质的主要作用就是传递各种信息，由神经元等神经传导细胞组成。大脑内部有数百亿个神经元（也称作神经细胞），而每个神经元又都会有很多突起结构，形态和功能有所不同，可分为树突和轴突两种。树突是从神经元发出的多个突起，像树杈一样呈放射状；轴突每个神经元一般只有一根，像树干一样细长，末端与其他神经元树突相接形成突触。神经元通过树

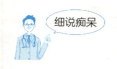

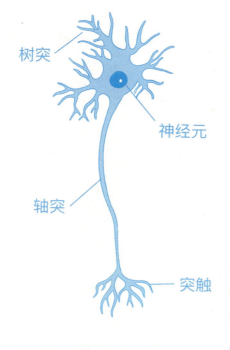

突接受上一级神经元或各类感受器的信号，通过轴突向下一级神经元或肌肉转发出去。一个神经元可以通过轴突作用于成千上万的神经元，也可以通过树突从成千上万的神经元接收信息。

神经元连接着大脑灰质的记忆细胞和各个感觉器官的感觉细胞及我们身体的其他器官的反应细胞（比如肌肉细胞等）。神经元每时每刻都在将各个感觉细胞及反应细胞或记忆细胞传来的各种不同信息传递给大脑皮质的记忆细胞。同时，又将大脑皮质的记忆细胞传出的信息传递到其他的记忆细胞及反应细胞，以完成相应的反应或形成新的记忆。

大脑工作的重要内容之一就是记忆。大脑可以形成各种记忆或经验，这就是我们学习的过程。当我们欣赏一场精彩的演唱会，视觉细胞或听觉细胞等感觉细胞就会对视听信息产生反应，并将这些信息传递给神经元。通过神经元的树突和轴突，信息被逐级送到了记忆细胞处，记忆细胞通过永久性改变自身的状态，保存住了这些信息。于是我们就有了对演唱会图像及声音的记录，形成了记忆。

大脑工作的另一项重要内容是回忆，即对以往"记住"的词语、影像、声音、动作、味道、感觉、感受等的回忆。当我们受到某方面的刺激（如听到外界讨论演唱会时），记忆细胞就会收到由神经细胞传来的刺激并根据自身状态重现储存的信息，继而脑海浮现出演唱会的场景，这就是回忆。而这个过程又会进一步强化相关的记忆细胞，加深我们的印象。当记忆细胞这种自身特有状态消失了或细胞本身被破坏,我们就会发生遗忘或者出现记忆模糊。

另外,大脑还能支配我们的行为。当回忆起演唱会,大脑内部掌管记忆的区域就会被调动起来,记忆细胞会通过神经元传递储存的信息到发声细胞,我们就会有意识或无意识地哼唱出歌曲。理论上,通过传送出记忆细胞的信息,我们能哼出和原唱一致的节律。而一些脑功能有障碍的患者,会出现严重的唱歌跑调,称为"失歌症"。失歌症就是因为大脑左半球颞叶前部病变,导致大脑内部对高音识别出现障碍,患者部分或全部丧失认知音符和歌唱、演奏、欣赏乐曲等能力。

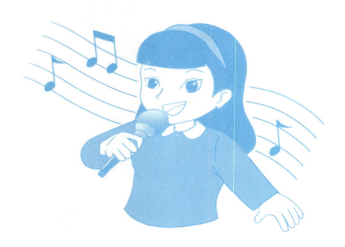

总体而言,大脑的思维过程是首先将相关、相近的概念(图像、声音、动作等)之间相互联系,使越来越多的记忆细胞被激活,记忆细胞之间会相互影响,进一步激活更多新的记忆细胞,使这些记忆细胞的状态发生变化。新激活的记忆细胞会将新产生的概念(图像、声音、动作等)记忆起来。

随着大脑活动的发生,我们思维的广度与深度也在变强,但是思维过程受到的干扰也越来越大。这就好比用手电筒向远处照射,照得越远,手电筒的光斑就越大,但亮度却变弱了。我们思考得范围越广,记忆细胞被激活得

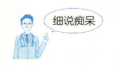

就越多，就越难集中思想，直到产生不了新的概念为止。这就是人类的思维过程，也解释了为什么人们的注意力持续一段时间后就不能再集中了。不过也恰恰是由于这种思维的转移让人们产生了联想，触发了灵感和创新，完成了推理，形成了新的经验。

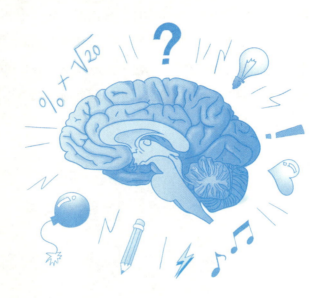

3 大脑里的"海马"

（1）什么是海马体

海马体位于大脑颞叶内，形状似海马，又名海马回、海马区，它与大脑紧密相连，长度仅几厘米。人的左右脑半球各有一个海马体。绝大多数哺乳类动物海马体的大小由脑容量的大小决定。但是鲸类这一部位的发育相对不完全。

第 2 章 // 大脑日常与病变

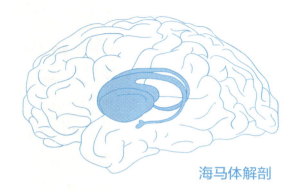

海马体解剖

（2）海马体的生理作用

海马体的主要职能是主管人类近期的主要记忆，类似于计算机的内存，暂留几周内或几个月内的鲜明记忆，以便快速调用。海马体担当着关于记忆以及空间定位的任务，具体表现为：

① 巩固暂时记忆，以便于存储转换形成长时记忆

海马体主要负责储存日常生活中的短期记忆，如果一个记忆片段，如地点或人物，在短时间内被重复提及的话，海马体就会将其存储转换形成长时记忆。存放地点就是大脑皮质。

海马体充当着记忆转换站的作用。大脑皮质中的神经元会把接收到的各种感官或知觉信息传递给海马体，神经元在海马体有所反应后就会开始形成持久的联系，维持短时记忆。如果没有这个过程，脑部接收到的信息就消失无踪。所以，记忆力比较强的人，海马体肯定也相对比较发达。但是，如果信息在存入海马体后，一段时间没有被使用的话，也会自行被"删除"，也就是被忘掉了。

海马体不同程度受伤的人会出现失去部分或全部记忆的情况，也就是说海马体受损导致部分失去作用或彻底失去作用。

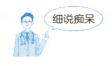

细说痴呆

② 定向功能、空间信息的储存与处理

动物实验显示,即使要完成简单的空间记忆活动,健全的海马体也是必要的(如隐藏目的地,让动物寻找回去的路线)。若海马体不健全,人类可能就无法记住曾经去过的地方、也无法前往想去的地点。

研究显示,海马体比较活跃的人,寻找方向的能力比较好。例如,伦敦出租车司机必须要记住很多地点,并且知道这些地点之间最直接的路线。他们必须通过名为"知识"(The Knowledge)的严格考试,才能得到伦敦著名的黑色出租车的驾驶执照。伦敦大学的研究显示,相较于一般民众,伦敦出租车司机的海马体体积比较大;越是经验丰富的司机,海马体体积越大。

在前面我们已经说过,海马体受伤后就会出现失去部分或全部记忆的情况。而英国科学家最近的研究还发现,大脑海马体受损的人除记忆力不好之外,想象能力也会变差。比如,当海马体受损者被要求想象未来的一次朋友见面或圣诞晚会,或想象自己身处海滩、酒吧之中时,他们报告说无法在大脑中形成具体形象,取而代之的是一堆分离的图像碎片。研究人员认为,这可能是因为海马体负责为大脑提供构建各类形象的环境。

4 痴呆大脑的画像

痴呆会造成多种高级皮质功能的紊乱,涉及记忆力、思维、定向力、理解力、计算、判断力、言语和学习能力等多方面。痴呆严重时会记不住现在的年月、季节,分不清所在的地方,认不出熟悉的家人和朋友。痴呆的发展过程是缓慢的,是由脑部损伤或疾病导致的综合征。年龄是痴呆最主要的危险因素,但是痴呆对认知功能的影响远高于正常的老化过程。痴呆患者表现的症状和程度并不相同,这是因为痴呆的类型不同,大脑受到损害的功能区和程度也不相同。同样都为痴呆,大脑会呈现不同的样子。

(1)阿尔茨海默病

前面我们已经讲过,阿尔茨海默病即老年痴呆,是最常见的痴呆种类,60% ~ 80%的痴呆患者属于这种类型。患上阿尔茨海默病会导致脑部神经细胞死亡及脑部组织损伤。在影像学检查中,阿尔茨海默病常导致脑皮质萎缩明显,特别是海马体及内侧颞叶部位。这些部位受损造成的功能障碍,和临床检查看到的症状基本一致。

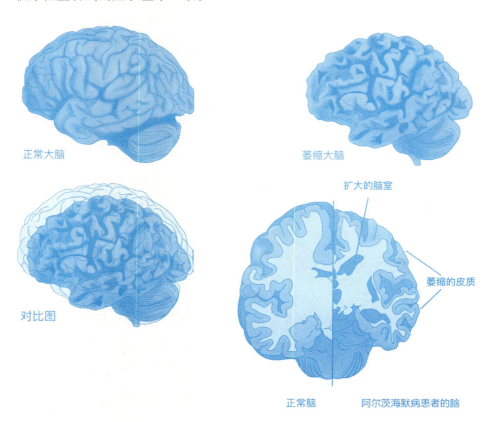

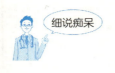

细说痴呆

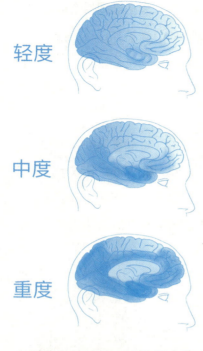

轻度

中度

重度

根据脑部的病变、萎缩情况，能区分出轻度、中度和重度痴呆。对于轻度阿尔茨海默病常通过海马体和颞叶的萎缩程度来诊断严重程度。随着病程的进展，阿尔茨海默病患者的脑体积存在明显的萎缩，内嗅皮层是内颞叶结构中萎缩最严重的部位。脑重减轻，同时还会出现颞顶区葡萄糖代谢降低的现象。脑部病变萎缩必然伴随的是大脑神经细胞的坏死和神经突触数目减少。阿尔茨海默病患者大脑被破坏的区域包括思想区、策划区及记忆区。初期的表现是近期的事情易忘，随着病程的进展，影响的区域变大，程度加深，会造成自理能力的退化，情绪的变化和严重的记忆丧失，仅存片段的记忆。

阿尔茨海默病患者脑部的组织内部存在着斑块和神经纤维缠结。斑块是来自神经元细胞脂肪膜内的β-淀粉样蛋白沉积于神经元之间形成的异常蛋白质小块，会干扰神经元之间的信息传递。而神经纤维缠结能造成营养物质和其他物质不能在细胞中传送，导致神经元死亡。

（2）血管性痴呆

血管性痴呆多数由脑梗死、脑出血和脑缺血缺氧等原因造成。高龄、吸烟、痴呆家族史、复发性脑卒中史和低血压等人群更容易患血管性痴呆。血管性痴呆患者的影像检查显示，脑皮质和脑白质内出现了许多大小不等的低密度梗死灶或脑出血病灶，病灶周围常伴随脑萎缩的发生。血管性痴呆的脑萎缩根据发病的位置不同，出现不对称的特点，皮层萎缩相对较轻。脑梗死灶和萎缩区所影响的与认知功能密切相关的皮层、皮层下功能部位和临床表现的功能障碍有较强的相关性。大脑后动脉梗死引起的颞叶下内侧、枕叶、丘脑区域病灶，常表现为容易遗忘和视觉障碍；大脑左侧病变会造成失语等言语相关症状，大脑右侧病变会引起空间定向能力丧失。

（3）路易体痴呆

路易体痴呆患者的大脑皮质和脑干散在分布着许多路易体。路易体是α-突触共核蛋白基因突变形成不溶性蛋白，并与其他蛋白聚集在一起形成沉淀物，在显微镜下为圆形粉红色均质状结构。这些沉积物导致大脑损伤，甚至导致大脑内的神经元死亡。路易体的发生部位不同对患者行为影响也不同。如果路易体主要局限于脑干部位，症状便相当于帕金森病。

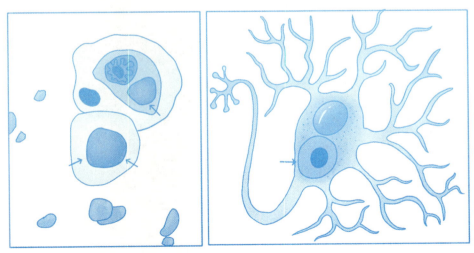

大脑皮质和脑干散在分布的路易体

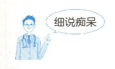

细说痴呆

（4）额颞叶痴呆

额颞叶痴呆是大脑额叶（额头附近的一部分大脑）和颞叶（左右两侧部分的大脑）的神经元变性导致的一类临床综合征。额颞叶痴呆的主要病变为额叶和（或）颞叶萎缩以及额、颞叶血流减少和代谢降低，并伴有神经元坏死和丢失的现象。约 1/3 的患者出现额叶和（或）颞叶双侧对称性萎缩，大脑皮质受到严重影响，侧脑室前角、颞角出现轻度至中度扩大。与阿尔茨海默病不同的是，额颞叶痴呆通常没有淀粉样斑块的形成，而是以大脑额叶和颞叶的神经元退行性变为特征。在很多额颞叶痴呆患者的大脑中，会形成异常蛋白，这些异常蛋白会累积成神经纤维缠结，而这些神经纤维缠结会扰乱正常细胞活动，并可能会导致细胞死亡。

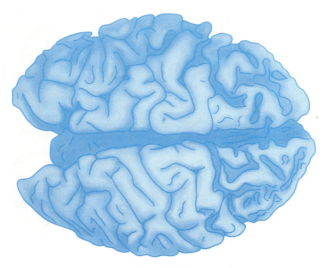

额叶萎缩

5 脑萎缩不一定就会痴呆

首先了解一下什么是脑萎缩。脑萎缩一般易发于老年人，但也可见于部分脑发育不良的青少年和幼儿患者。一种或多种原因导致脑供血、供氧不足，脑组织体积缩小和脑细胞数目日渐减少，是造成老年性脑萎缩的病因。脑萎缩是中老年期最常见的一种慢性进行性疾病，临床表现为记忆力减退、情绪不稳、思维能力减退、注意力不能集中等，严重时发展为痴呆、语言障碍，终至智力丧失。本病多发于50岁以上的患者，病程可逾数年甚至数十年，女性多于男性。

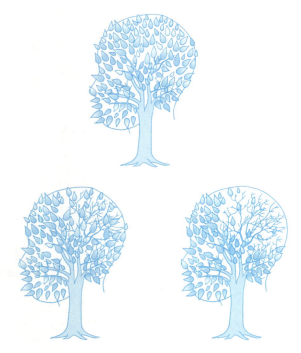

脑萎缩就会痴呆吗

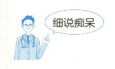

细说痴呆

那么脑萎缩和老年痴呆之间究竟有什么关系呢？

随着体检及影像学检查越来越普及，很多老年人在做完头颅 CT 后都会看到报告单上写着："脑萎缩"。有的老人或家属就开始紧张、焦虑甚至抑郁了，老琢磨会不会得老年痴呆，会不会失去记忆，会不会忘记亲朋好友，担心将来的生活质量。

其实脑萎缩与阿尔茨海默病是不能完全画等号的。

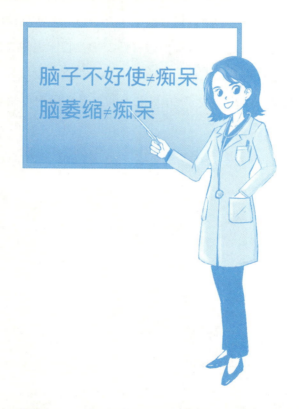

脑萎缩是一种体征，而痴呆则是一种慢性全面性的精神功能紊乱，二者不能混为一谈。脑萎缩是机体生理性老化过程所出现的正常现象，年龄越大萎缩程度越明显。人到老年，体内各器官组织都有不同程度的老化性萎缩改变，大脑尤其明显。科学研究证明，40 岁以后脑细胞数目逐渐减少，50 岁可减少 20%，70 岁以后减少 20%～30%。随着年龄的增长，脑的重量也会减轻，80 岁老人的脑重量比成人减少 6.6%～11%。此外，大脑皮质变薄，脑室也扩大。年龄越大萎缩程度越明显，这种随着生理性老化过程而出现的脑萎缩是老人的正常生理现象，到一定程度后就会自然终止。当然，这种正常的老化性脑萎缩确实会影响老年人的记忆功能，可导致不同程度的记忆力或理解力下降、说话不清、情感发生障碍、下肢乏力等临床表现。多数老人会感觉自己的记忆力不好，经常忘记说过的话、叫不出熟人的名字、爱丢三落四等，但往往程度较轻，不会进行性加重，老人还是能正常生活，影响不大。死亡脑细胞的功能能够被存活的脑细胞所代偿，所以老人还是可以保持正常精神活动而不出现痴呆症状。

而阿尔茨海默病的临床表现为认知和记忆功能进行性加重，日常生活能力进行性减退，并有各种神经精神症状和行为障碍。

当然，阿尔茨海默病可有脑萎缩，但却不一定都有脑萎缩。临床上，很多老人脑萎缩很严重，但并没有痴呆症状，而有些脑萎缩较轻甚至没有脑萎缩的老人痴呆的症状却很明显。所以脑萎缩的出现并不等于将来会发展为痴呆，脑萎缩的严重程度与痴呆也不一定相关。痴呆常常伴随着脑萎缩，这种萎缩可以是弥漫性或局灶性的，属于病理性脑萎缩。阿尔茨海默病的诊断主要还得依靠临床症状，CT 或磁共振的检查只能作为辅助依据。

严重的记忆力减退是阿尔茨海默病的主要症状，主要表现为明显的遗忘症状，如不会买菜、不会花钱、忘记物品放置的地方、在家里找不到厕所、不认识家人、不会用餐具，严重时卧床不起，生活不能自理，二便失禁，出现精神方面的症状，如攻击行为、打人骂人、撕衣毁物等。因此，有上述明显的症状，又有 CT 或磁共振检查提示脑萎缩的存在时，才能诊断为阿尔茨海默病。

所以，老年人千万不要为了脑萎缩而担惊受怕，过分紧张、焦虑反而会引起不适。保持乐观的心态，方为明智之举。

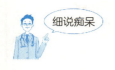
细说痴呆

6 大脑也会长"老年斑"

（1）什么是老年斑

随着年龄逐渐增大，老年人的面部、额头、背部、颈部、胸前等地方开始长出褐色的斑块，这被称为老年斑，又称寿斑。在皮肤医学上称为"老年性色素斑"。

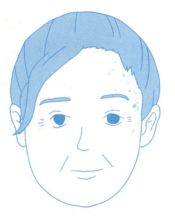

老年斑

老年斑是由脂褐素代谢障碍所导致的，提示组织开始衰老。人体的很多生理功能过了中年就开始走"下坡路"了，表现为血液循环功能下降，新陈代谢减慢，细胞和组织逐渐退化和衰老等。人在青壮年时期，体内天然的抗氧化剂和抗氧化酶会使脂褐素变为惰性化合物，不能生成过氧化脂质，不会对细胞有所破坏。而在一定岁数后，脂褐素无法被衰老的组织和细胞排除，就会大量堆积在皮肤内，形成老年斑。

（2）大脑内部的"老年斑"

其实除了皮肤之外，大脑也会长出"老年斑"，它是衰老、痴呆的根源。科学家已经观察到，随着年龄的增长，人的大脑皮质也会像手上、脸上一样出现斑斑点点，小如芝麻，大如绿豆，散落在大脑皮质与脑实质内。脑中"老年斑"与脸部的老年斑形同而神不同。脑中的"老年斑"不是色素沉积，而是由细胞外的淀粉样蛋白形成的。淀粉样蛋白是一种蛋白质和糖类的复合物，它遇碘呈现棕褐色，再加硫酸呈蓝色，跟淀粉的显色类似，所以被称为"淀粉样蛋白"。衰老过程中，脑内的微环境发生变化，这些淀粉样蛋白便沉积下来，从而形成"老年斑"，它是阿尔兹海默病特征性病理改变和诊断的"金标准"。

皮肤上的老年斑可以通过某些方法消除，而大脑里的"老年斑"产生后不易被消除，还影响大脑的功能。大脑内的"老年斑"越多，对大脑功能的影响就越大。若大脑中密布了"老年斑"，智力、记忆力、认知、思维等重要的生理功能就会受到影响，使人在不知不觉中步入朦胧混沌的世界——阿尔茨海默病就这样产生了。大脑中的"老年斑"又可分为两类，一类为弥散斑，没有明显的核心结构，在大多数老年人大脑内都会出现；另一类有致密的核心结构，一般多在阿尔茨海默病患者的大脑内出现。

除了皮肤和大脑，血管里也会出现"老年斑"，就是指沉积在血管壁上的脂类物质，使血液循环发生改变，会引起动脉硬化、高血压、心肌梗死等心脑血管疾病。可见，看不见的老年斑更危险。

7 中医说痴呆

中医认识及防治痴呆的历史最早可以追溯到2000多年以前，虽然还没有关于痴呆的专论，但是对痴呆的核心症状"善忘"或"善误"等的发生、发展及治疗进行了论述。如中医经典著作《黄帝内经》中的《灵枢·天年》中记载："八十岁，肺气衰，魄离，故言善误。"

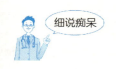
细说痴呆

明代以后始见有关痴呆的明确记载。明代名医张景岳在《景岳全书·杂病谟》中首先提出了痴呆的病名,并详细记载了临床表现、病因、病情发展、预后和治法等内容,"痴呆证,凡平素无痰而或以郁结,或以善愁,或以不遂,或以思虑,或以疑虑,或以惊恐,而渐至痴呆,言辞颠倒,举动不经,或多汗,或善愁,其证则千奇百怪,无所不至",认为"此证有可愈者,有不可愈者,亦在乎胃气元气之强弱,待时而变,非可急也"。

清代陈士铎《辨证录》有"呆病门"专篇,描述非常详细,认为本病"痰气独盛,呆气最深",也就是痴呆与中医所谓的痰湿、痰饮关系最密。提出的治疗方法是"开郁逐痰,健胃通气"。书中载有洗心汤、转呆丹、还神至圣汤等名方。清代王清任《医林改错·脑髓说》明确指出"灵机记性,不在心在脑""所以小儿无记性者,脑髓未满;高年无记性者,脑髓渐空。""渐至痴呆者",为老人呆病或老人痴呆。

中医认为痴呆是一种神志病。脑为髓海,故本病的病位是在脑,也就是说与脑的关系密切。它的发病原因分为内因和外因。所谓内因是由于先天不足,或年老体虚,肝肾亏虚,精亏髓减,或久病迁延,心脾受损,气虚血少,导致髓海空虚,神志失养,渐成痴呆。外因则是痰瘀浊毒内生,损伤脑络,使脑气与脏气不相顺接,神机失用而成痴呆。

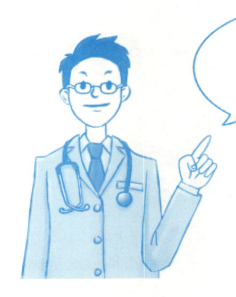

第 3 章
Chapter 03

痴呆的检查方法

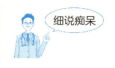

细说痴呆

1 居家自测量表

如果近一段时间经常有忘记事情的情况发生，好多老年人都会怀疑自己是不是得痴呆了。忘记事情到什么程度才算是痴呆，或者可以说是认知功能减退呢？这里就要说说用来评价认知功能的几种量表。

确认痴呆、评价认知功能等需要大量的专业知识和经验，自己使用这些量表，只能进行大概的了解，最终的结果还是需要到医院就诊才能确定。

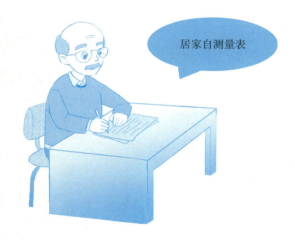

居家自测量表

痴呆或者说认知功能评价的量表有很多，应用比较普遍的有下面几种。

（1）快速筛查量表

1	记忆（5分）	脸　天鹅绒　教堂　菊花　红色
2	视空间（6分）	今年是哪一年 现在是哪个月 今天是几号，星期几 现在在哪个城市，什么地方
3	语言（1分）	狗在房间的时候，猫总是躲在沙发下面

快速筛查量表是从蒙特利尔认知评估量表（MOCA）中提取的三个能直接反映患者认知功能的因素，包括记忆力、视空间能力和语言能力。这三部分内容比较好理解，在临床上可以简单、快速地了解患者的认知情况，也特别适用于患者自查。

记忆（5分）：重复阅读"脸、天鹅绒、教堂、菊花、红色"5个词，确保记住。之后可以去干别的事情，5分钟后尽量回忆这5个词。每回忆起一个词计1分。能回忆起来的词少于3个，也就是说计分少于3分，就说明记忆方面有问题。

视空间（6分）：这部分主要考察的是患者的视空间能力，内容包括6个问题，每个小问题答对计1分。患者必须自行精确回答问题，不能借助工具，也不能询问他人。答对的问题少于4个，也就是说计分少于4分，就说明视空间能力有问题。

语言（1分）：这部分内容主要考察患者的语言能力、筛查认知功能，需要他人配合完成。操作时可告知患者："现在我要对您说一句话，我说完后请您把我说的话尽可能原原本本地重复出来。"暂停一会儿继续说："狗在房间的时候，猫总是躲在沙发下面"。评分标准是复述必须准确。复述时出现省略（如省略了"总是"），以及替换或增加（如把"房间"说成"房子"等），都不算正确。此项不得分的话就说明语言能力存在问题。

以上三项只要有一项存在问题，都建议到医院做进一步检查。

（2）画钟测验检查（CDT）

画钟测验检查（CDT）是一项复杂的行为活动，除了反映空间构造技巧外，还可以反映语言理解、短时记忆、数字理解、执行能力。此项检查对顶叶和额叶损害敏感，常用于筛查视空间觉和视构造觉的功能障碍。CDT用

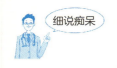

于鉴别正常老年人与有认知障碍的老年人，尤其是作为阿尔茨海默病患者的筛选工具特别有用。CDT 非常实用，受文化背景、教育程度影响较小。但是单独应用 CDT 进行痴呆筛查时效度较低。CDT 评分较低、评定者怀疑有痴呆时，必须做进一步的检查。

让受试者画出钟表的表盘，将数字放置在正确的位置，徒手画 11：10 或 8：20。画出闭锁的圆得 1 分，将数字安置在正确的位置得 1 分，全部 12 个数字都正确得 1 分，将指针安置在正确的位置得 1 分。

4 分为认知功能正常，3 分为轻度认知功能障碍，2 分为中度认知功能障碍，1 分以下为重度认知功能障碍。近年来研究显示，CDT 结果和简易精神状态检查表（MMSE）计分一致性较好，如 CDT 0=MMSE 3～5，CDT 1=MMSE 14，CDT 2=MMSE 19～20，CDT 3=MMSE 23～24，CDT 4=MMSE 27。

认知功能正常的人很少产生某些错误，如轮廓极度扭曲或无关的标记。这里要强调的是，简单的筛选试验并非确定痴呆的标准，但有助于确定是否需做进一步的认知功能评估。若执行 CDT 有障碍，则应做完整的痴呆诊断评估。

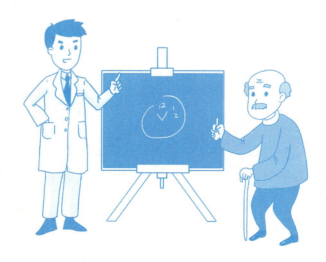

（3）简易精神状态检查表（MMSE）

简易精神状态检查表（MMSE）是最具影响的标准化智力状态检查工具之一，作为认知障碍检查方法，可以用于阿尔茨海默病的筛查，简单易行。患者可在家中自己检测自己的认知功能情况，若发现有认知功能损害，再到医院进行系统检查。

简易精神状态检查表（MMSE）

姓名：　　　　　　　　性别：　　　　　　　　年龄：
诊断：　　　　　　　　　　　　　　　　　　　检查日期：

题号	检查内容	分值	得分
1	现在是哪一年	1	
2	现在是什么季节	1	
3	现在是几月份	1	
4	今天是几号	1	
5	今天是星期几	1	
6	我们现在是在哪个国家	1	
7	我们现在是在哪个城市	1	
8	我们现在是在哪个城区（哪一个区或什么路）	1	
9	这里是什么地方	1	
10	这里是第几层楼	1	
11	告知三种物品，听到后重复一遍它们的名字：皮球，国旗，树木 请记住，过一会儿还要回忆出它们的名字来	皮球　1 国旗　1 树木　1	
12	请你算算下面几组算术： 100-7= 93-7= 86-7= 79-7= 72-7=	93　1 86　1 79　1 72　1 65　1	

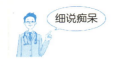

（续表）

题号	检查内容	分值	得分
13	现在请说出刚才那三种东西的名字（皮球、国旗、树木）	1	
14	出示手表，这个东西叫什么	1	
15	出示铅笔，这个东西叫什么	1	
16	请跟我说"大家齐心协力拉紧绳"	1	
17	我给你一张纸，请你按我说的去做，现在开始："用左/右手（未受累侧）拿着这张纸""用（两只）手将它对折起来""把纸放在你的左腿上"	2	
18	请你念念这句话，并按话的意思去做，"闭上你的眼睛"	1	
19	请你给我写一个完整的句子（不可以写名字）	1	
20	（出示图案）请你按这个样子把它画下来	1	
		总分	

注：第17项中"未受累侧"是指有能力完成动作的手。若患者同时患有其他疾病，如中风、偏瘫或肢体残疾，不能配合完成规定动作时，完全能理解所要做的事情，此项评分给满分。

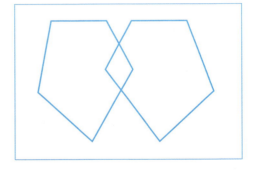

第19项中提到的完整句子必须包含主语、谓语和宾语，且需有意义。如"我喜欢秋天"，"我"是主语，"喜欢"是谓语，"秋天"是宾语。

另外，量表中需要对患者进行提问，以及对患者发出指令的时候均需要他人帮忙完成。

参考评分标准：20～26分为轻度痴呆，10～19分为中度痴呆，10分以下为严重痴呆。对于不同文化程度的患者，需要对评分标准进行调整：未受过教育者低于17分、小学文化程度者低于20分、中学以上文化程度者低于24分为痴呆。

（4）焦虑自评量表（SAS）

痴呆患者早期症状和抑郁焦虑患者的症状往往难以鉴别，所以有时候需要进行相关的心理测评。焦虑自评量表（SAS）是一种相当简便的分析患者主观症状的临床工具，适用于具有焦虑症状的成年人，具有广泛的应用性。国外研究认为，SAS能够较好地反映有焦虑倾向的精神病患者的主观感受。

焦虑自评量表（SAS）

		没有或很少有	有时有	大部分时间有	绝大部分或全部时间都有
1	我感到紧张和着急（焦虑）	1	2	3	4
2	我无缘无故地感到害怕	1	2	3	4
3	我心里烦乱或觉得惊恐	1	2	3	4
4	我觉得我可能要发疯（发疯感）	1	2	3	4
5	我觉得一切都很好，不会发生什么不幸（无不幸预感）	4	3	2	1
6	我手脚发抖打战（手足颤抖）	1	2	3	4
7	我感到头痛、颈痛、背痛（躯体疼痛）	1	2	3	4
8	我感觉衰弱和疲乏	1	2	3	4
9	我觉得心平气和，容易安静坐着	4	3	2	1
10	我觉得心跳很快（心慌）	1	2	3	4
11	我感到一阵阵头晕（头昏）	1	2	3	4
12	我晕倒过或觉得要晕倒（晕厥感）	1	2	3	4
13	我觉得呼吸很容易（无呼吸困难）	4	3	2	1

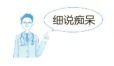

（续表）

		没有或很少有	有时有	大部分时间有	绝大部分或全部时间都有
14	我手脚麻木、刺痛	1	2	3	4
15	我感到胃痛和消化不良	1	2	3	4
16	我常常要小便（尿意频数）	1	2	3	4
17	我的手干燥而温暖（无多汗）	4	3	2	1
18	我脸红发热（面部潮红）	1	2	3	4
19	我容易入睡，睡得很好（无睡眠障碍）	4	3	2	1
20	我做噩梦	1	2	3	4
	得分				

将20个项目的得分相加后，乘以1.25，取整数部分，得到标准分。

按照我国普遍情况，SAS标准分的分界值为50分，50～59分为轻度焦虑，60～69分为中度焦虑，70分及以上为重度焦虑。

（5）抑郁自评量表（SDS）

抑郁自评量表（SDS）一共包括20个项目，分为4个评分等级。它的特点是使用简便，能直观地反映抑郁患者的主观感受及其在治疗中的变化。适用于具有抑郁症状的成年人，但对于文化程度较低或智力水平稍差的人使用效果不佳。

抑郁自评量表（SDS）

		没有或很少	有时有	大部分时间有	绝大部分或全部时间都有
1	我觉得闷闷不乐，情绪低落	1	2	3	4
2	我觉得一天之中早晨最好	4	3	2	1

（续表）

		没有或很少	有时有	大部分时间有	绝大部分或全部时间都有
3	我爱哭或是想哭	1	2	3	4
4	我晚上睡眠不好	1	2	3	4
5	我吃得和平时一样多	4	3	2	1
6	我与异性接触时和以往一样感到愉快	4	3	2	1
7	我发觉我的体重在下降	1	2	3	4
8	我有便秘的苦恼	1	2	3	4
9	我心跳比平时快	1	2	3	4
10	我无缘无故感到疲乏	1	2	3	4
11	我的头脑和平时一样清楚	4	3	2	1
12	我觉得经常做的事情并没有困难	4	3	2	1
13	我觉得不安，平静不下来	1	2	3	4
14	我对将来抱有希望	4	3	2	1
15	我比平常容易激动	1	2	3	4
16	我觉得做出决定是很容易的	4	3	2	1
17	我觉得自己是个有用的人，有人需要我	4	3	2	1
18	我的生活很有意思	4	3	2	1
19	如果我死了，别人会生活得更好些	1	2	3	4
20	平常感兴趣的事我仍然照样感兴趣	4	3	2	1
	得分				

将20个项目的得分相加后，乘以1.25，取整数部分，得到标准分。

SDS标准分的分界值为53分，53~62分为轻度抑郁，63~72分为中度抑郁，73分以上为重度抑郁。按照我国普遍情况，50分及以上为有抑郁症状。

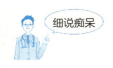
细说痴呆

2 医生帮着做的检测量表

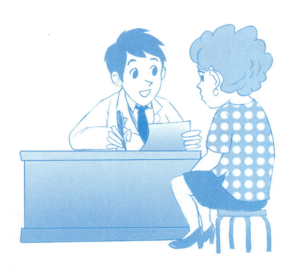

即便已经进行过自测,到了医院以后,医生还是会根据实际情况对患者的认知功能进行评价。蒙特利尔认知评估量表(MOCA)是医生经常用到的评价认知功能的工具,它是目前应用比较广泛的快速筛查评定量表,包括注意与集中、执行功能、记忆、语言、视结构技能、抽象思维、计算和定向力等8个认知领域的11个检查项目。

蒙特利尔认知评估量表敏感性高(对于轻度认知功能障碍筛查更有效),测试时间短,覆盖大部分重要的认知领域,非常适合临床运用。缺点是测试结果受教育程度、文化背景、检查者的经验和使用技巧的影响比较大,检查的环境及被试者的情绪及精神状态等均会对检查结果产生影响。下面就是蒙特利尔认知评估量表,看不懂也没关系,把这个艰难的工作留给医生吧。

第3章 // 痴呆的检查方法

蒙特利尔认知评估量表（MOCA）

姓名：_____
教育年限：_____
年龄：_____
性别：_____
日期：_____

视空间/执行功能	画钟（11点10分）(3分)	得分
复制立方体 [ ]	[ ] [ ] [ ] 轮廓 数字 指针	__/5

命名			
[ ]	[ ]	[ ]	__/3

记忆	阅读名词清单，必须重复阅读。读2次，在5分钟后回忆一次	第1次	脸面	天鹅绒	教堂	雏菊	红色	没有分数
		第2次						

注意力	现在我阅读一组数字（1个/秒）	顺背 [ ] 21854	/2
		倒背 [ ] 742	
	现在我阅读一组字母，每当读到A时请用手敲打一下。错2个或更多记0分。 [ ] FBACMNAAJKLBAFAKDEAAAJAMOFAAB		/1
	现在请您从100减去7，然后从所得的数目再减去7，共计算五次。连减：4或5个正确得3分，2或3个正确得2分，1个正确得1分，0个正确得0分。 [ ]93 [ ]86 [ ]79 [ ]72 [ ]65		/3

语言	现在我说一句话，请清楚地重复一遍，这句话是：	/2
	"我只知道今天李明是帮过忙的人。" [ ]	
	"当狗在房间里的时候，猫总是藏在沙发下。" [ ]	
流畅性/固定开头词语 "请您尽量多地说出以"发"字开头的词语或俗语，如"发财"，我给您1分钟时间，您说得越多越好，越快越好，尽量不要重复。"	[ ] (N≥11 个词)	/1

抽象能力	请说出它们的相似性。	例如：香蕉---桔子[ ]	火车---自行车[ ]	手表---尺子	/2

延时回忆	没有提示	面孔 [ ]	天鹅绒 [ ]	教堂 [ ]	雏菊 [ ]	红色 [ ]	只在没有提示的情况下给分	/5
选项	类别提示							
	多选提示							

定向力	[ ]星期 [ ]月份 [ ]年 [ ]日 [ ]地方 [ ]城市	/6

正常 ≥ 26/30

总分 /30
教育年限 ≤12 年加1分

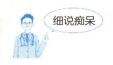

细说痴呆

通常，在评价痴呆或者认知功能情况的同时，还会进行焦虑抑郁的评分，以了解患者焦虑、抑郁等情感障碍情况。这时候就要用到评估焦虑抑郁的一系列相关量表。前面介绍了自评量表，这里向大家介绍需要医生帮助才能完成的焦虑、抑郁测试量表，即汉密尔顿焦虑量表（HAMA）和汉密尔顿抑郁量表（HAMD）。它们是精神科临床中评估焦虑、抑郁最常用的量表。

汉密尔顿焦虑量表（HAMA）

		无症状	轻	中等	重	极重
1	焦虑心境：担心、担忧、感到有最坏的事情将要发生、容易被激惹	0	1	2	3	4
2	紧张：紧张、易疲劳、不能放松、情绪反应大、易哭、颤抖、感到不安	0	1	2	3	4
3	害怕：害怕黑暗、陌生人、一人独处、动物、乘车或旅行及人多的场合	0	1	2	3	4
4	失眠：难以入睡、易醒、睡眠不深、多梦、梦魇、夜惊、睡醒后感到疲倦	0	1	2	3	4
5	认知功能（或称记忆力、注意力障碍）：注意力不能集中、记忆力差	0	1	2	3	4
6	抑郁心境：丧失兴趣、对以往爱好的事物缺乏快感、忧郁、早醒、昼重夜轻	0	1	2	3	4
7	肌肉系统症状（躯体性焦虑）：肌肉酸痛、活动不灵活、肌肉经常抽动、肢体抽动、牙齿打战、声音发抖	0	1	2	3	4
8	感觉系统症状：视物模糊、发冷或发热、软弱无力感、浑身刺痛	0	1	2	3	4
9	心血管系统症状：心动过速、心悸、胸痛、血管跳动感、昏倒感、心搏脱漏	0	1	2	3	4
10	呼吸系统症状：胸闷、窒息感、叹息、呼吸困难	0	1	2	3	4
11	胃肠等消化道症状：吞咽困难、嗳气、食欲不佳、消化不良（进食后腹痛、胃部烧灼痛、腹胀、恶心、胃部饱胀感）、肠鸣、腹泻、体重减轻、便秘	0	1	2	3	4

（续表）

		无症状	轻	中等	重	极重
12	生殖、泌尿系统症状：尿意频繁、尿急、停经、性冷淡、过早射精、勃起不能、阳痿	0	1	2	3	4
13	自主神经系统症状：口干、潮红、苍白、易出汗、易起"鸡皮疙瘩"、紧张性头痛、毛发竖起	0	1	2	3	4
14	与人谈话时的行为表现：① 一般表现，紧张、不能松弛、忐忑不安、咬手指、紧握拳、摸弄手帕、面肌抽动、不停顿足、手发抖、皱眉、表情僵硬、肌张力高、叹息样呼吸、面色苍白；② 生理表现，吞咽、频繁打呃、安静时心率快、呼吸加快（20次/分以上）、腱反射亢进、震颤、瞳孔放大、眼睑跳动、易出汗、眼球突出	0	1	2	3	4
	总分：					
	备注：					
	精神性因子：1、2、3、4、5、6、14					
	躯体性因子：7、8、9、10、11、12、13					

量表总分可以较好地反映焦虑症状的严重程度，7～13分可怀疑为焦虑；14～20分为焦虑；21～29分为明显焦虑；29分及以上为严重焦虑。

汉密尔顿抑郁量表（HAMD）

（五级评分项目：无为0，轻度为1，中度为2，重度为3，极重度为4。三级评分项目：无为0，轻度～中度为1，重度为2）

1	抑郁情绪	0 1 2 3 4	14. 性症状	0 1 2
2	有罪感	0 1 2 3 4	15. 疑病	0 1 2 3 4
3	自杀	0 1 2 3 4	16. 体重减轻	0 1 2
4	入睡困难	0 1 2	17. 自知力	0 1 2
5	睡眠不深	0 1 2	18. 日夜变化	A早 0 1 2
6	早醒	0 1 2		B晚 0 1 2

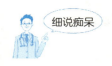

（续表）

7	工作和兴趣	0 1 2 3 4	19.人格或现实解体	0 1 2 3 4
8	迟缓	0 1 2 3 4	20.偏执症状	0 1 2 3 4
9	激越	0 1 2 3 4	21.强迫症状	0 1 2
10	精神性焦虑	0 1 2 3 4	22.能力减退感	0 1 2 3 4
11	躯体性焦虑	0 1 2 3 4	23.绝望感	0 1 2 3 4
12	胃肠道症状	0 1 2	24.自卑感	0 1 2 3 4
13	全身症状	0 1 2		

0～8分，正常；9～19分，可能有抑郁；20～34分，肯定有抑郁；35分以上，严重抑郁症。

3 一滴血测痴呆——血液生化检验

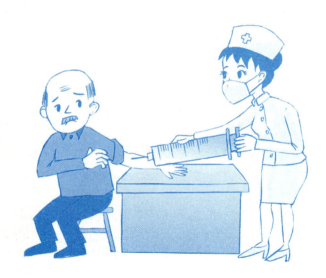

血液检查对患者的伤害小，是临床试验的理想标本获取方式。对于痴呆的患者来说，验血检查是非常必要的。

（1）外周血中的特异性蛋白

研究发现，痴呆患者，特别是阿尔茨海默病患者，可以通过检验外周血中的 tau 蛋白、β-淀粉样蛋白（Aβ）含量来评估病情。正常人群和阿尔茨海默病患者的外周血中，血蛋白、脂质和代谢物的含量存在明显差异，目前方便检测且技术已成熟的是 tau 蛋白及 Aβ 两项，它们是可以反映中枢神经系统的特异性成分。不过外周血中这些成分含量较低，科学界对于以此判断中枢改变仍存在一定质疑，但 tau 蛋白及 Aβ 的检测仍有重要意义。

（2）甲状腺功能

许多代谢性疾病也可导致慢性、进展性认知功能下降，其中甲状腺功能减退（甲减）占较大比例。研究显示，甲减患者体内物质与能量代谢减慢发生紊乱，可导致一系列的继发性损害，其中就包括中枢神经系统损害。在临床中经常发现，甲减患者常常表现为记忆力差、反应迟钝、注意力不集中、淡漠等，和痴呆的症状很相近。年纪大的患者要注意鉴别。甲减患者进行甲状腺功能检查时，可发现总三碘甲状腺原氨酸（TT3）与总甲状腺素（TT4）水平下降，促甲状腺激素（TSH）水平升高。通过补充甲状腺素，大部分患者的病情都有一定程度的改善。

（3）维生素

和痴呆相关的维生素主要有维生素 B_1 和维生素 B_{12}。

维生素 B_1 缺乏是痴呆的一个重要病因，有些痴呆患者可能永远也想不到，挑食或者酗酒等不良生活习惯引起的维生素 B_1 缺乏会有如此严重的后

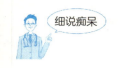
细说痴呆

果。一般来说，缺乏维生素 B_1 的主要原因是长期摄取不足，也就是说饮食中长期缺乏富含维生素 B_1 的食物。长期缺乏维生素 B_1 可导致神经系统及脑部疾病，可出现选择性的认知功能障碍，包括近事遗忘、虚构明显、时间及空间定向力障碍，无全面的智能减退。通过大剂量补充维生素 B_1，就可以使患者的认知功能、意识及精神状况得到改善。

目前已经发现，维生素 B_{12} 缺乏也会引起认知功能减退。长期缺乏维生素 B_{12}，会导致脊髓、脑、视神经及周围神经的广泛受累。最常见的疾病就是"亚联"，即脊髓亚急性联合变性，部分患者在病程中可出现淡漠、嗜睡、易激惹、猜疑、抑郁及情绪不稳等精神症状，严重时出现精神错乱、谵妄、妄想、幻觉、类偏执狂倾向、认知功能减退、记忆力减退等，更为严重者可发展为痴呆。维生素 B_{12} 缺乏的原因主要为摄取不足或吸收障碍，早期应用大剂量维生素 B_{12} 治疗可明显改善患者的症状，预后较好。

痴呆患者应及时到医院就诊，医生会根据病情安排不同的抽血化验检查，尽早发现病因并尽早治疗。

4 一杯尿测痴呆——尿液检验

最新研究发现，早期阿尔茨海默病患者尿液中某种神经丝蛋白（AD7c-NTP）含量增加，该蛋白与阿尔茨海默病的发病机制之———神经纤维缠结相关。科学家们相信，阿尔茨海默病相关神经丝蛋白可能成为早期诊断的生物标志物之一。与抽血检查相比，尿液检查无创且更加方便，更容易被患者接受，对于阿尔茨海默病的早期筛查意义更大。这项检查专业性很强，目前还处在试验阶段，但随着科学技术的发展以及对痴呆研究的深入，估计不久的将来会被广泛应用于临床。

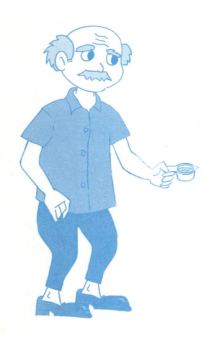

5 大脑的"力气"——脑电图

（1）什么是脑电图

　　脑电图是在头皮上放置电极，通过精密的电子仪器，将脑部的自发性生物电位加以放大记录而获得的图形，体现了脑细胞群的自发性、节律性电活动。

　　脑电图的种类很多，主要包括常规脑电图、动态脑电图、视频脑电图、立体定向脑电图等。正常成人脑电图的波形、波幅、频率和位相等具有一定的规律和特点，某些脑部疾病患者的脑电图也有明显特征。因此，可以根据脑电图来诊断疾病。

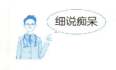

细说痴呆

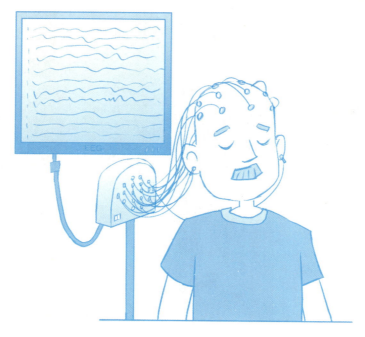

（2）脑电图与痴呆

脑电图和年龄的关系非常密切，不同年龄的人脑电波可显示出明显的差异。成年以后，脑电波逐渐稳定，而老年期由于脑缺血性损害或者脑萎缩，脑电图上大多会出现有意义的脑电波异常。

脑电图检查没有创伤，临床应用简便易行，而且价格便宜，不会加重患者的经济负担，近年来许多科学家都在研究它与痴呆的联系。研究显示，通过动态监测痴呆患者脑电图的变化，可以预测及评估患者痴呆的进展情况。而对于血管性痴呆高发的脑梗死患者，目前已经有科学家研究出通过脑电图了解脑功能损害程度的方法，可以预测血管性痴呆的发生率，以便尽早采取措施加以预防。

6 测量大脑的"使用面积"——头颅计算机断层扫描（CT）和头颅磁共振（MRI）

前面已经专门说过，脑萎缩虽然不等于痴呆，但与痴呆确实有一定关系，也是能够看得见的主要脏器形态改变。

那么，怎么才能知道有没有脑萎缩呢？最简单的办法就是到医院去做一个头颅 CT 或者头颅 MRI 检查，可以一目了然。这两项检查都可发现脑组织体积减小、脑室扩大。具体表现在脑皮质与颅骨板间隙增大，大脑沟增宽增深、脑回变平缩小，侧脑室及第三脑室扩大，侧脑室前后角周围密度降低。小脑萎缩时可显示小脑脑沟增宽增深，体积缩小，影像呈现分枝树叶状，小脑周围腔隙增大，第四脑室扩大。如果有脑桥橄榄体萎缩，可见脑干变细狭窄，周围腔隙增大、橄榄体变扁平或缩小。

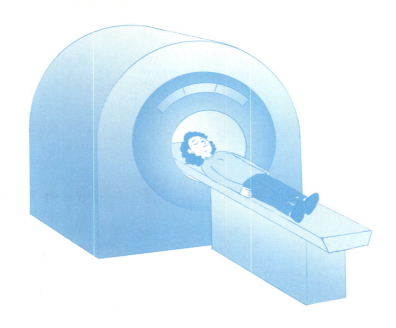

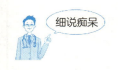
细说痴呆

当然，要是想看得更清楚，头颅 MRI 比头颅 CT 提供的信息量更大。头颅 MRI 会拍摄横断位、矢状位、冠状位等不同角度的图像，可以较精确地定位病灶，而头颅 CT 只能看到横断位的图像。看的角度多了，发现问题的可能性和准确性自然也高了。

头颅 MRI 还可以区分不同性质的图像，所以在做完 MRI 检查后患者都会领回好几张片子。而头颅 CT 就只有一张片子，也就是说只有一个性质的图像。不同疾病在不同图像上表现不同，如阿尔兹海默病和血管性痴呆的头颅 MRI 表现就不同。从诊断治疗的角度来说，头颅 MRI 能更好地帮助医生明确痴呆的类型，从而准确分清类型、早诊断、早用药，对有效控制痴呆的进展非常重要。

此外，就是检查的辐射问题。头颅 MRI 的好处之一就是没有辐射，连孕妇都可以做。而头颅 CT 检查是有辐射的。

那么，头颅 MRI 就没有缺点吗？当然不是。首先是头颅 MRI 肯定是要比头颅 CT 价格贵。另外，因为头颅 MRI 做的层面多，拍摄的图像多，所以检查时间肯定要比头颅 CT 长。还有一个最重要的问题就是，很多人因为各种原因做不了头颅 MRI 检查，这一点在后面的检查注意事项中会详细说明。

7 检测大脑的营养供应——各种"高大上"的检查

（1）淀粉样蛋白正电子发射体层成像（Amyloid PET）

利用正电子发射体层成像（PET）进行早期阿尔茨海默病的临床诊断是医学界公认的安全可靠的方法。前面已经介绍过，阿尔茨海默病的特征性病理改变就是脑部"老年斑"形成及神经纤维缠结的出现。在此基础上，近年来一些科学家提出了淀粉样蛋白级联瀑布学说，已成为目前解释发病机制的主流学说之一。Amyloid PET 的主要作用就是可以显示淀粉样斑块在大脑的分布和含量情况，与实际解剖结果的一致性非常高，已成为显示营养学指标——β-淀粉样蛋白病理改变的最直接的诊断方法。

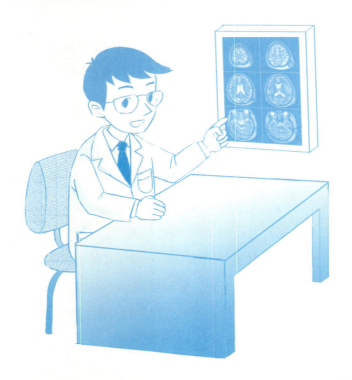

国内外学者已认定，Amyloid PET 极有可能成为能最早发现并预测阿尔茨海默病的无创检查。因为研究已经证实，家族性阿尔茨海默病患者在无症状期，甚至是未出现脑萎缩和脑代谢降低时，就已经出现了脑内淀粉样蛋白沉积。对于此类人群，若是能尽早筛查，就可以预测疾病的发生和进展，适时采取相应措施。不过，目前正电子发射体层成像的价格昂贵，而且不是所有的医院都有这个设备，临床应用上还有很大的局限性。

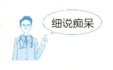

（2）葡萄糖代谢正电子发射体层成像（FDG PET）

大量研究结果显示，阿尔茨海默病患者大脑的部分区域可以检测到典型的葡萄糖代谢降低。葡萄糖代谢正电子发射体层成像可应用于测量患者神经元和胶质细胞的葡萄糖摄取情况，监测突触功能变化，已得到广泛认可。近年来的临床研究证明，该检查在阿尔茨海默病与其他类型痴呆的鉴别上具有 90% 的敏感性。同样，也是因为设备少，检查费用贵，并不是所有医院都有。

（3）结构磁共振（sMRI）和功能磁共振（fMRI）

结构磁共振可测量全脑或区域性脑体积大小，反映因细胞损伤、轴突退变、突触失调等原因引起的结构萎缩。都能看到脑萎缩，这个结构磁共振和前面说过的头颅 MRI 有什么区别呢？当然是结构磁共振能把脑萎缩情况看得更清楚，有利于及早发现。结构磁共振可以预测轻度认知功能障碍（MCI）向阿尔茨海默病的转化，更适合评估和监测疾病进展的过程。

大脑受到刺激后，局部脑血流、区域耗氧量、神经细胞的活动都会发生改变，功能磁共振的作用就是通过观察大脑的血流动力学变化，反映脑神经细胞活动，及时发现大脑神经元和突触功能的异常。目前已经可以通过功能磁共振观察海马体组织的血流情况及耗氧情况，来评估脑代谢的变化，进一步预测痴呆的发展变化。

这两种磁共振检查对于诊断和治疗阿尔茨海默病都有重要的价值，相关费用也都比较高。

8 彻底看清大脑——头颈部 CT 血管造影（CTA）和脑血管造影

Willis环

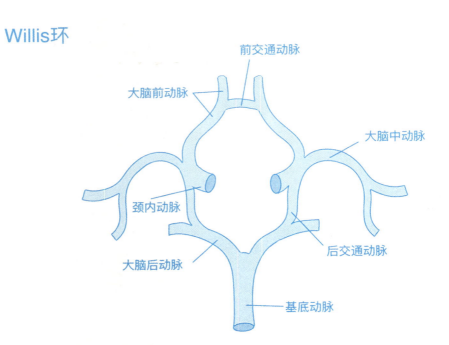

头颈部CT血管造影（CTA）和脑血管造影能清楚地显示颈内动脉、椎-基底动脉、大脑Willis环（又称大脑动脉环，脑部的重要血液循环系统）等脑部血管的图像，可以快速诊断动脉瘤、动静脉畸形、静脉瘤以及相应的血管变异、血管狭窄闭塞等多种血管疾病，目前已被广泛应用于脑血管病检查。对于痴呆患者来说，检查的意义主要是明确脑血管的情况，及时发现有没有血管狭窄、畸形、动脉瘤等情况，及时进行干预。必要时可以对狭窄部位进行介入治疗，比如放置支架、取出血栓、夹闭动脉瘤等，避免发生脑梗

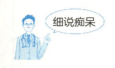

细说痴呆

死、脑出血等疾病。痴呆的一个重要类型就是血管性痴呆，血管性痴呆一般发生于急性脑血管病之后，梗死或出血的次数越多，脑组织受损害的程度越重，痴呆的风险也越高。如果脑血管超声、血管磁共振等检查已经发现了血管狭窄的情况，进一步进行头颈部CTA或者脑血管造影检查是非常必要的。

9 悄悄变化的脑脊液——腰椎穿刺

脑脊液是包围并支持着整个脑及脊髓的一种无色透明的液体，主要作用是保护脑和脊髓免受外界振荡损伤、调节颅内压、参与脑和脊髓的代谢等。脑脊液可直接反映脑组织的病理改变。

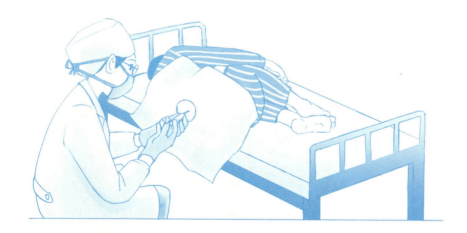

（1）脑脊液中的蛋白质

通过检查脑脊液中的某些蛋白，可以帮助诊断和治疗痴呆。

当一个人患上痴呆以后，脑脊液中的蛋白也在悄悄发生变化。目前已经确定和痴呆相关的蛋白有三种：Aβ42、总 tau 蛋白（t-tau）和磷酸化的 tau 蛋白（p-tau），其中 Aβ42 反映的是皮层淀粉样蛋白沉积，t-tau 反映神经变性的密度，p-tau 与神经纤维缠结病理改变有很大关系。国内外大量实验证实，这些蛋白有较高的诊断准确性，对于轻度认知功能障碍期的敏感度和特异性可达 85%～90%，不仅可作为阿尔茨海默病痴呆期的诊断标志物，还可用于预测认知功能障碍的转归。

（2）腰穿还能缓解痴呆

获取脑脊液就要行腰椎穿刺术（腰穿），这是神经科的常规检查手段，简便易行，对神经系统疾病的诊断和治疗有重要价值。腰椎穿刺术听起来可怕，其实操作是较为安全的。

除了作为检查方法，腰穿本身还具有一定的治疗意义。有一种痴呆是由于脑积水导致的，被称为正常颅压脑积水痴呆，或者特发性正常压力脑积水，是可以逆转的痴呆类型。通过头颅 CT 或头颅 MRI 检查，这类痴呆不难被发现，通过腰椎穿刺，测量颅内压明确诊断，同时适当放出部分脑脊液，就可以缓解痴呆等症状。

10 检查前的准备有讲究

（1）有的检查需空腹

去医院检查的前一天晚上要好好休息，避免劳累及剧烈活动。有一些需要抽血的检查是要求空腹的，前一天晚上十点以后就不要再吃东西了。

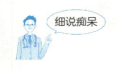

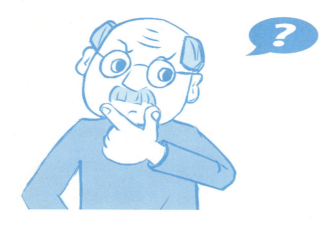

（2）磁共振检查的注意事项

针对痴呆患者来说，可能会做许多影像学检查，头颅磁共振检查是肯定免不了的。这里要特别说明的是，在检查之前，一定要去除身上的金属物品。因为在做磁共振检查时，金属会产生热量，严重时会灼伤皮肤。金属物品还可能在强磁场作用下，与患者身体或其他设备发生撞击造成伤害。一部外国电视剧里曾有这样的场景，头部中枪的患者做磁共振检查过程中，子弹从身体里飞出来，不仅患者再次受伤，价值数百万元的磁共振机器也被损坏了。

有些患者体内有钢板、钢钉、支架及其他金属置入物，肯定取不出来，那么就一定不能做磁共振检查了吗？当然不是的，这要看金属置入物是什么材质的。近些年来，骨科、心内介入科广泛应用的钛合金材质钢板、钢钉、支架是完全可以做磁共振的。在检查前，一定要去之前放置这些置入物的医院开具证明，确定置入物品的材质可以进行磁共振检查。一般程序是先去医院病案室复印当时手术的资料，再找手术时的主管医生开证明。去开证明前，应该先详细询问做磁共振检查的医院有什么要求，避免两边白跑，浪费人力、物力，还影响心情。

如果装有心脏起搏器，或体内有弹片、不明材质且不能去除的金属置入物、胰岛素泵等是绝对不能做磁共振检查的，千万不能隐瞒病史，以免对人身安全和医院财产安全造成损害。

还要注意，如果患者行动不便，需要使用轮椅或平车，检查时一定要多带几个家属陪同。这和除去身上金属物的道理是一样，轮椅或者平车是不能推进磁共振室的，从门口到磁共振机的最后几步需要有人帮助搬抬。曾有新闻报道称患者家属不听劝阻，把轮椅推到了磁共振室，结果轮椅被吸在了磁共振机上无法取下来。这好几百万的机器大部分人应该是赔不起的，还是不要冒险的好。

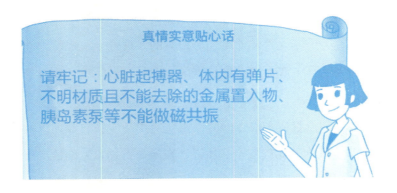

（3）增强类检查的注意事项

在做增强磁共振或者 CT 以及血管造影检查之前，是要签署有创检查知情同意书的。这个时候，要如实向医生说明患者的过敏史等情况，如是否有碘过敏史。这里讲的碘过敏史不止包括碘酒，还包括含碘较多的食物，比如海带、紫菜、海鲜等。这是因为做增强 CT 和血管造影检查的时候，要用到一种叫碘佛醇的含三碘低渗非离子型造影剂，这种造影剂注射进血管后，大

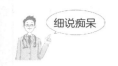
细说痴呆

量的碘使 X 线衰减，让血管显像更加清楚。所以，由于造影剂的原因，碘过敏患者是绝对不能做增强类检查或血管造影检查的。

碘佛醇主要经过肾脏代谢，肾功能异常的患者也是不能做的。在做增强 CT 和血管造影检查之前，医生都会先抽血查一下患者的肾功能，看看肌酐和尿素氮等肾功能指标是不是在正常范围，避免造影剂加重肾功能不全患者的肾衰竭情况。

同样因为含大量碘的原因，甲状腺类疾病患者做增强 CT 和血管造影检查也应该特别注意。甲状腺功能亢进（甲亢）的患者是绝对不能做这类检查的，如果有此类病史，检查前一定要告诉医生，千万不可以隐瞒，拿自己的生命开玩笑。医生在给患者做增强 CT 和血管造影等检查之前，也会相当谨慎地给患者做甲状腺功能检查。如果检查结果提示甲亢，不管患者有没有甲亢病史，都是不能做增强 CT 和血管造影检查的。理论上，甲状腺功能降低的患者是可以做增强 CT 和血管造影检查的，但是在做之前也要复查甲状腺功能，由医生进行评估。

在做增强 CT 和血管造影检查的时候需要使用高压注射器，这就要求患者的血压在正常范围内才比较安全。所以，在不是特别紧急的情况下，一般医院都会要求患者的血压控制在 140/90mmHg 以下。有高血压病的患者要注意按时服用降压药物，保持血压在正常范围，并向医生说明情况，保证检查的安全。

还要说明的一点是，服用二甲双胍的糖尿病患者，在检查前应向医生说明。二甲双胍由肾脏排泄，肾功能减退时可在体内大量积聚，引起高乳酸血症或乳酸性酸中毒，而使用含碘造影剂可能会对肾功能造成影响。所以在做增强 CT 和血管造影检查之前，是否要停服二甲双胍，以及检查之后应该怎么继续服用，还是交给医生来决定吧。

目前，大部分增强磁共振检查使用的造影剂是钆喷酸葡胺，是不含碘的，所以甲亢的患者也是可以做的。但在检查前应该告知医生。

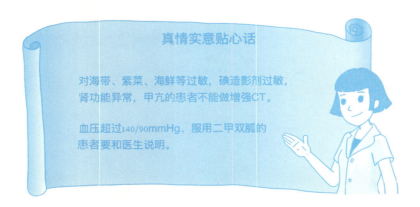

真情实意贴心话

对海带、紫菜、海鲜等过敏，碘造影剂过敏，肾功能异常，甲亢的患者不能做增强CT。

血压超过140/90mmHg、服用二甲双胍的患者要和医生说明。

在做完增强类检查之后，医生一般都会要求患者，特别是门诊患者留在医院观察半小时到一小时后再离开。这是因为即使皮试没有过敏反应，也不能完全排除发生过敏反应的可能，特别是一些迟发的过敏反应。患者在检查之后一定要多休息，多饮水，注意有无恶心、心慌、胸闷等不适。如有不适，一定要及时通知医生，尽快处理。

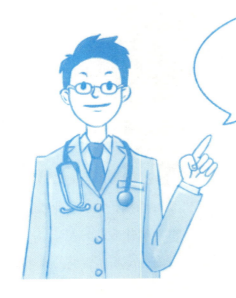

第 4 章
Chapter
--- 04 ---

痴呆的
高危因素

细说痴呆

1 年龄

很多人都知道痴呆一般好发于老年人,这有什么依据吗?又是什么原因造成的?

60%~80%的痴呆患者是由阿尔茨海默病造成的,该病也被称为老年痴呆,从病名中我们就不难发现年龄是重要的危险因素。有研究发现,60岁以上的老年人中,阿尔茨海默病的患病率随年龄增长而升高,年龄每增长5岁,患病率就增加1倍。

血管性痴呆的发病率仅次于阿尔茨海默病,15%~20%的痴呆患者为此类型。什么样的人会得血管性痴呆?多次发生脑血管病,如脑梗死或脑出血等疾病的人属于高危人群。那什么样的人又会得脑血管病?相关的危险因素越多,患脑血管病的概率也就越高。危险因素除了年龄,还包括高血压病、糖尿病、高脂血症等,这些都是中老年人的多发病。跟年轻人相比,老年人的血管条件大多比较差,再合并长期的"三高"等危险因素,血管老化会更明显,脑血管病的发病率自然会大大升高,血管性痴呆的发病率也会随之上升。脑卒中也会增加阿尔茨海默病的发病风险。美国的一项研究发现,有脑卒中病史者阿尔茨海默病的年发生率为5.2%,无脑卒中病史者为4%。

多数老年人退休之后社交活动及兴趣爱好均不如之前,脑力活动会慢慢减少,大脑进一步老化。有研

痴呆倾向于老年人

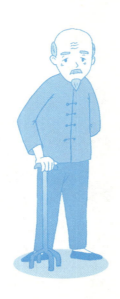

究发现，社交活动、文体活动的减少，随之而来的孤独感等都是引起痴呆的危险因素。上海地区的调查结果显示，兴趣少、缺乏锻炼和活动以及某些环境因素，如经济状况低下等已成为痴呆的危险因素。

2 性别

不同疾病在男性和女性中的发病率有所不同，痴呆更偏爱女性。阿尔茨海默病患者中，65岁以上女性的数量通常是同年龄男性的2～3倍。这是为什么呢？

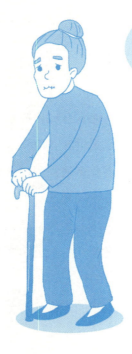

痴呆更多发于女性

随着女性年龄增长，女性衰老比男性更快，但是女性比男性寿命长。

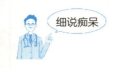

随着年龄的增长，大脑会慢慢萎缩。健康女性从 50～60 岁开始出现脑体积缩小，而男性出现脑萎缩的年龄比女性至少要晚 10 年。原因在于，男女激素水平下降的幅度不一样，女性的衰老速度比男性快。随着年龄的增长，特别是绝经后，女性雌激素等性激素水平下降明显，而男性的睾酮等性激素水平下降较为缓慢。再加上女性的平均寿命比男性要长，患阿尔茨海默病的概率就会升高。

而血管性痴呆的患者中男性多于女性，这是由于男性的脑血管病危险因素多于女性。长期吸烟、饮酒的人中男性居多，对高血压病、糖尿病、冠心病等的积极控制情况也不如女性，脑血管病反复发作后血管性痴呆的发病率会明显升高。

但综合阿尔茨海默病与血管性痴呆来看，女性的痴呆总体发病率还是高于男性。

3 遗传

遇见痴呆患者，医生经常会问家族里其他人有没有痴呆病史。这是因为家族史是老年痴呆的一个危险因素。如果家族里有其他痴呆患者，则概率会比无家族史者高。这类与遗传有关的患者占总患病人数的 5%～10%。虽然比例不是特别高，也不能忽视。

遗传方面肯定也是有所影响的。研究发现，淀粉样蛋白前体（APP）基因、早老素 -1（PS1）基因、早老素 -2（PS2）基因、载脂蛋白 E（ApoE）基因与阿尔茨海默病相关。

第 4 章 // 痴呆的高危因素

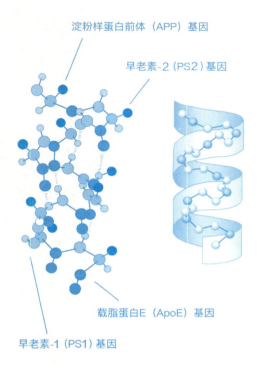

淀粉样蛋白前体（APP）基因
早老素-2（PS2）基因
载脂蛋白E（ApoE）基因
早老素-1（PS1）基因

4 睡眠

睡眠对人体的作用非常重要。如果睡眠出现问题，大脑得不到充分的休息，功能就会出现障碍。正常人入睡后，有些时段眼球不活动或者只有很慢的活动，此时属深度睡眠状态，叫作慢波睡眠，也称为"黄金睡眠"。我们应该尽量保证这种深度睡眠的足够时间。

但如果患有睡眠呼吸暂停综合征等疾病或者其他原因导致慢波睡眠时间少，患阿尔茨海默病的概率将会增加。睡眠呼吸暂停综合征的主要表现是打呼噜，意味着呼吸时气道有部分狭窄和阻塞，呼吸不通畅，严重影响睡眠，特别是慢波睡眠，而慢波睡眠时间少则意味着深度睡眠不够。

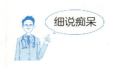

细说痴呆

研究发现，睡眠呼吸暂停综合征会让人在睡眠时的血氧量下降，处于脑缺氧状态，脑组织出现微梗死的概率增大，而微梗死又与阿尔茨海默病的发展有关。睡眠时经历低血氧时间最长的人出现脑损伤的风险是经历低血氧时间最短的人的4倍。另外，深度睡眠少会让大脑细胞的损伤加重，脑细胞的损伤同样与阿尔茨海默病的发展有关。

除了脑损伤，睡眠呼吸暂停综合征还会引起反复发作的夜间低氧和高碳酸血症，容易诱发高血压病、冠心病、糖尿病和脑血管疾病等并发症，甚至出现夜间猝死。

如果打呼噜特别严重，还出现呼噜声及呼吸声突然停止的情况，且白天感到疲惫，就得去医院的睡眠科就诊，完善睡眠监测等检查。

失眠与痴呆有关吗？

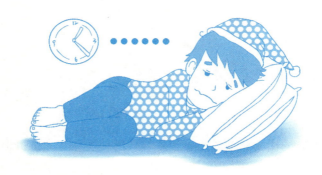

5 吸烟

世界卫生组织发布的《烟草使用知识概述》报告中的一项研究显示，吸烟是导致阿尔茨海默病的危险因素。全球约有14%的阿尔茨海默病患者与吸烟或者接触二手烟有关。

烟草中的尼古丁等有害物质被吸入肺之后，刺激自主神经，使血管痉挛，血压升高；尼古丁也会直接损害血管内皮，激活凝血因子，导致脑血管病发生。多次发生脑血管病，必然增加血管性痴呆的发病率，所以应该尽早戒烟。

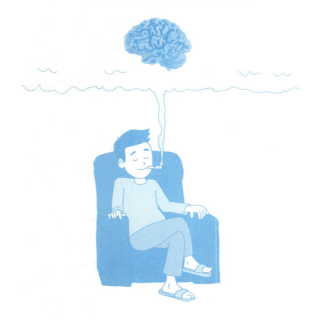

长期吸烟会导致痴呆吗？

6 饮酒

过量饮酒会麻痹或兴奋大脑，长期处于这种状态，可造成大脑损伤；严重时会出现大脑萎缩，导致痴呆的发生。

饮酒还会使饮水量减少，血液变黏稠，导致脑血流量减少，造成脑细胞

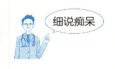

损伤，如脱水、变性、坏死等，严重者可导致痴呆。研究发现，韩国青年人患阿尔茨海默病的比例正在增加，其原因就是酗酒。

长期饮酒还会造成动脉硬化，导致脑血管病发生，进而增加血管性痴呆的发生风险。

长期饮酒与痴呆有关吗？

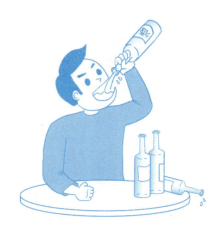

7 饮食

生活中充满各种美食的诱惑，让人难以抵挡。而大多数现代人的静态生活方式却让身体无法承受过多的热量摄入，快乐享用美食的同时，各种疾病正越来越近。

研究发现，过量的高糖高脂饮食是患阿尔茨海默病的原因之一。高糖高脂饮食中含有大量饱和脂肪酸和糖，会让大脑内 β-淀粉样蛋白水平升高，而 β-淀粉样蛋白水平越高，患阿尔茨海默病的概率就越大。

饮食与痴呆有关吗？

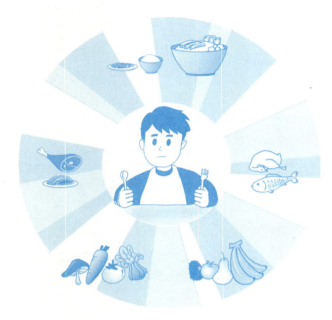

高糖高脂饮食还会加速动脉硬化的进程，使血管内壁斑块增多，诱发脑血管病，进而加大患血管性痴呆的风险。

所以，老年人饮食应该注意清淡，千万别为了饱口福而影响健康。

8 运动

随着现代科技的发展，人们每天的活动量比以前明显减少，缺乏运动已经是包括老年人在内的现代人的通病。久坐不动不仅会缩短人的寿命，还会让生活质量大幅度降低。

有研究发现，缺乏运动的人患阿尔茨海默病的概率较高。经常活动、锻炼的人，患阿尔茨海默病的风险会降低 40%；而那些很少运动、久坐不动

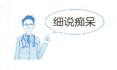

细说痴呆

的人，患阿尔茨海默病的概率会升高45%。

运动除了可以预防阿尔茨海默病，还可以缓解阿尔茨海默病的症状。

缺乏运动

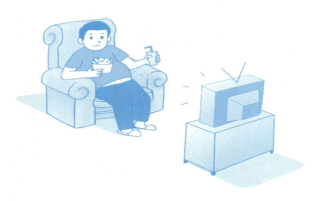

9 教育

看到这个标题，大家会很诧异，教育还跟痴呆相关？答案是肯定的。痴呆与受教育程度相关，低教育水平是阿尔茨海默病的独立危险因素。研究表明，未受过教育者的痴呆发病率是受较高教育者的两倍，即受教育程度越低，痴呆的发病率越高。原因在于，较低教育水平者的知识储备不多，出现认知损伤时，承受能力较差，不能很好地自我调节。

有研究认为，接受较高水平教育还能保护大脑，降低痴呆的发病率。学习知识的时候，大脑处于工作状态，脑血流增加，大脑内的氧和葡萄糖也会增加，这些都对大脑细胞起保护作用，可以有效防止神经细胞损伤。良好的教育使人掌握复杂的知识、具有解决综合问题的能力，这些都会促进大脑发育，使大脑更强壮，受到某种损害时，也能很好地代偿，减少疾病的发生。

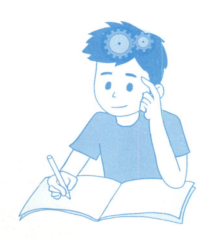

10 精神心理因素

部分痴呆患者是由于重大生活事件打击发病的。研究显示，经历重大生活事件打击者中的阿尔茨海默病及认知障碍患病率约为71.9%。因为大脑本来就很脆弱，需要精心呵护和保护，精神打击会使大脑细胞受到损伤，神经因子分泌紊乱，出现认知障碍及记忆力障碍。

11 脑部外伤

发生车祸之后，很多伤者会出现记忆力差或听不明白别人的话等症状。这些征兆应该引起足够的注意，因为脑外伤导致的痴呆较为常见，也是诱发

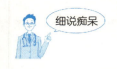细说痴呆

阿尔茨海默病的原因之一。如果不小心头部被磕碰，可能造成脑细胞损伤坏死，之后逐渐导致大脑萎缩，继而出现认知功能障碍及记忆力减退等问题。此外，外伤时的重大刺激也会导致精神心理问题。因此，老年人外出时要避免发生车祸或者其他外伤，以防脑部损伤。

脑部外伤

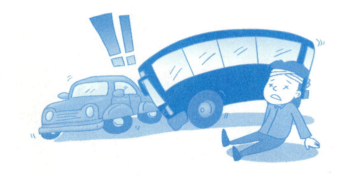

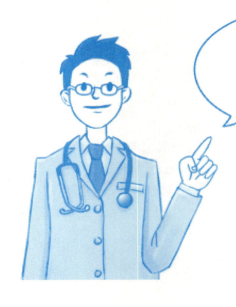

第 5 章
Chapter 05

如何治疗痴呆

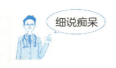

细说痴呆

痴呆的治疗包括药物治疗和非药物治疗，药物治疗可分为西医治疗和中医治疗，中医治疗有中药、针灸、穴位贴敷等；非药物治疗主要指心理－社会行为治疗。

中西医治疗痴呆的主要目的是缓解认知功能障碍、改善精神行为症状。总体来说治疗效果有限，除了某些痴呆类型，其余几乎不能治愈，也难以延缓疾病的发展。为了最大限度地保留痴呆患者的功能水平，确保患者及其家人的安全，减少家庭的照料负担，应更注重患者的心理－社会行为治疗。

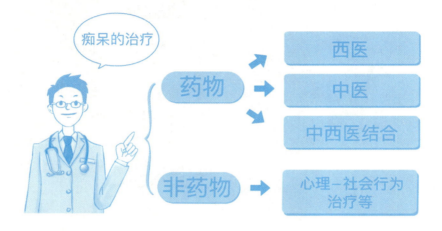

1 西医治疗

（1）阿尔茨海默病

阿尔茨海默病是一种变性病，治疗的意义在于可以预防症状恶化，缓解部分症状。尽早发现，早期治疗尤为重要。

前面经常会提到"认知"，那认知到底是什么呢？认知就是大脑接受外界信息之后，经过加工处理，转换成内在的心理活动，从中获取相关信息并应用的过程。如果大脑加工信息出现问题，人就不能从中获取知识，也不能应用知识。认知包括记忆、语言、视空间、执行、计算和理解判断。

人的认知，如思考及记忆等都需要神经系统的参与，大脑就像总司令一样支配着所有的活动和思维。总司令是要有下属的，这个下属就是神经递质，神经递质帮助传递信息、部署任务。没有神经递质的参与，我们就不能正常完成日常的认知信息处理及存储。

治疗此类疾病，可以通过干预神经递质来实现。

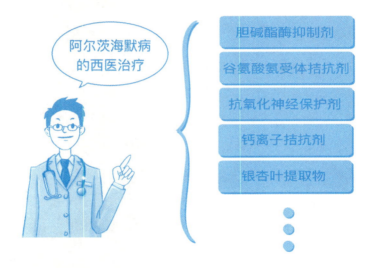

① 胆碱酯酶抑制剂

阿尔茨海默病是由神经系统变性之后出现神经递质的缺乏而导致的，这个神经递质就是胆碱能神经递质，增加胆碱能神经递质是治疗阿尔茨海默病的重要方法。但作为一种进行性不可逆的疾病，阿尔茨海默病只能通过增加胆碱能神经递质延缓发展，改善症状。

胆碱酯酶抑制剂对认知功能及日常生活能力均作用明显，还可以改善精神症状，减轻精神行为异常，提高生活质量和生活能力，阻止痴呆的进一步

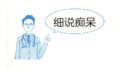

发展，保留残存的脑功能。《老年期痴呆防治指南》推荐的首选用药就是胆碱酯酶抑制剂，下面逐一介绍。

他克林：

可以改善认知功能，用于轻中度患者。

服用方法：起始剂量一般为每次 10 毫克，每天服用 4 次。

不良反应：较常见的不良反应为消化道反应，如会出现恶心、呕吐、消化道出血和消化不良。最常见且严重的副作用是肝毒性，服用期间必须定期监测肝功能，开始时每周 1 次，3 个月后改为每 3 个月 1 次。

多奈哌齐（安理申）：

用于轻中度患者。

服用方法：一般每日睡前口服，每次 5 毫克。如果患者睡眠不佳或失眠等，建议白天服用。

不良反应：较少且较轻，最常见为腹泻，还可见恶心、呕吐、肌肉痉挛、乏力、食欲缺乏、一过性头痛、头晕、胸痛、关节痛、胃痛、感冒样症状、胃肠功能紊乱等。

卡巴拉汀（艾斯能）：

治疗 6 个月可明显改善认知、日常生活能力和总体执行功能，用于轻中度患者。

服用方法：根据病情轻重，服用剂量不同，每日剂量一般为 1～4 毫克，每日 2 次。

不良反应：最常见为胃肠道反应，如恶心、呕吐、腹泻等，还可见眩晕、头痛、疲劳、精神错乱、尿失禁、多汗等。

加兰他敏：

用于轻中度患者。

服用方法：一般为每次 4 毫克，每天服用 2 次。

不良反应：本药副作用较轻。常可见胃肠道反应，如食欲下降、恶心、呕吐、腹泻等，耐受后可消失；如始终不能耐受，调换其他抑制剂或者贴剂治疗后不良反应可消失。没有心肝肾毒性，可长期服用。

这么多胆碱酯酶抑制剂，应该选用哪种药物呢？如果发现痴呆表现，应该及时去医院就诊，医生会根据实际情况进行诊断，选用合适的药物及时治疗。

千万不要自己随便去药店买药。有些人不管是感冒发烧还是胃痛或别的不舒服，都喜欢就近去药店买点药吃，殊不知这样做不仅不能做到针对性的治疗，还可能会延误病情。

痴呆这类慢性疾病，吃了几片药之后不会得到立竿见影的缓解，家属或者患者可能会觉得用药没有效果。这时不能擅自换药，而是应该定期随诊，让专科医生根据症状变化调整药物。医生会根据疗效或者不良反应、不能耐受等情况，更换其他种类的胆碱酯酶抑制剂口服或换用贴剂治疗。

家属需要做的就是细心观察患者的细微变化，记录服药后是否有好转、是否出现恶心呕吐等不良反应，及时反馈，帮助医生完善治疗方案。

常用胆碱酯酶抑制剂的用法及不良反应

用药名	适应证	服用方法	不良反应
他克林	轻中度	每次10毫克，每日4次	常见消化道反应
多奈哌齐（安理申）	轻中度	每次5毫克，睡前口服	常见腹泻
卡巴拉汀（艾斯能）	轻中度	每次1～4毫克，每日2次	常见胃肠道反应
加兰他敏	轻中度	每次4毫克，每日2次	较轻

② 谷氨酸受体拮抗剂

谷氨酸能递质系统兴奋可导致神经元损伤，因此阻断该系统可以保护神经元及脑神经。

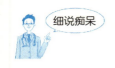

谷氨酸受体拮抗剂是第一种用于治疗中重度阿尔茨海默病的药物,临床常用为美金刚,可以减轻患者的临床症状,改善生活质量。

美金刚:

服用方法:一般起始剂量每天5毫克,之后可根据病情逐渐加量。此类药物必须在专科医生的指导下使用。

不良反应:常可见头晕、运动不宁、兴奋过度、疲劳、头痛、便秘等。

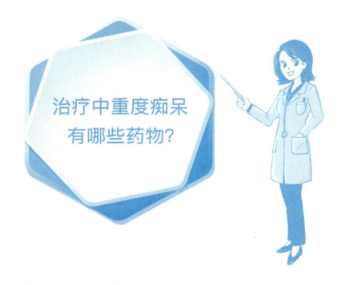

③抗氧化神经保护剂

人体代谢过程中会产生一种叫作自由基的氧化物,当自由基增多,大量积聚于体内时,就会破坏糖、蛋白质、脂肪和核酸等物质,导致神经退行性变、大脑老化加速,最终导致脑细胞死亡。随着年龄的增长,体内自由基水平也呈增长趋势,而自由基清除机制则呈退化趋势,其结果就是自由基水平不断增加。因此,治疗痴呆时,可以选用抗氧化剂以保护脑神经,阻止自由基破坏脑细胞。维生素E就是一种抗氧化神经保护剂,为脂溶性维生素,可以提高海马体对缺血的耐受,保护脑神经元不受损伤。

④ 钙离子拮抗剂

在治疗痴呆时，需要保护残存的脑细胞不再受到破坏，而找到破坏脑细胞的元凶就非常重要。研究显示，过多的钙离子进入细胞内，会导致大脑皮质细胞死亡，所以可以通过制止钙离子进入脑细胞来治疗痴呆。尼莫地平就具有上述作用，是一种钙离子拮抗剂。尼莫地平可以选择性地作用于脑血管平滑肌，扩张脑血管，增加脑血流量，保证对脑细胞的营养供给，避免细胞损伤，可以减少缺血对脑细胞的影响。近年来的研究发现，尼莫地平还有保护和增强记忆、促进智力恢复的作用。

⑤ 银杏叶提取物

大脑非常娇气，轻微的缺血、缺氧都有可能导致脑细胞损伤。因此，治疗痴呆时增加脑血流量可以保护脑组织，避免脑细胞进一步受损。银杏叶提取物不仅可以扩张脑血管，改善微循环，增加脑代谢，还可以清除自由基，抑制过氧化，可改善轻中度患者的认知功能障碍。但是对重度患者效果不佳。

⑥ 抗精神病类药物

阿尔茨海默病病程中会伴发各种精神症状，如情绪低落或者激越等完全相反的症状，这时就应该有针对性地应用抗精神病类药物。如果患者出现情绪抑郁等症状，可以增加氟西汀等抗抑郁药物；若出现易怒倾向，可以选择硫必利等药物治疗；若出现暴力倾向则可以选择氯丙嗪等。当然，这些抗精神病类药物必须由专科医生开具处方，自己不能随意更换药物或者调整剂量。

（2）血管性痴呆

血管性痴呆是多次脑血管病之后出现的痴呆，预防脑血管病的意义远大于血管性痴呆发生之后的治疗。

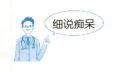

细说痴呆

脑血管病分为
一级预防和二级预防

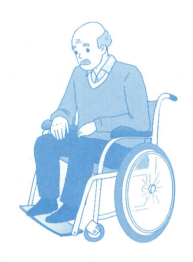

脑血管病的预防分为两级。一级预防是初级预防，在问题尚未发生前便采取措施，即在患病前发现危险因素，加以干预以避免脑血管病的发生。脑血管病的高危因素包括高血压病、糖尿病、吸烟、饮酒、不良饮食等，这些危险因素本身也可能会引起痴呆。脑血管病二级预防，是指对已经发生了脑血管病的患者采取相应措施，改善症状、降低病死病残率，同时防止脑血管病的复发，主要是对脑血管病的治疗和防止脑卒中复发。

（3）额颞叶痴呆

额颞叶痴呆是脑组织的额颞叶出现萎缩导致的，与胆碱能系统无关，乙酰胆碱酯酶抑制剂通常无效。额颞叶痴呆的患者会出现精神行为异常，人格出现改变，使患者变成一个怪人。药物治疗有局限性，只能针对症状进行治疗，如具有攻击行为、易激惹和好斗等行为障碍者可选用镇静剂治疗。

（4）路易体痴呆

路易体痴呆患者的锥体外系症状和精神行为症状比较突出，缓解相应症状是治疗的主要关注点。

路易体痴呆患者早期的特殊表现是运动特别迟缓，如做事情、行走缓慢，四肢僵硬，协调性差，行走很少摆臂等。治疗上可以给予抗帕金森病药物缓解症状，首选最小剂量的左旋多巴制剂。

路易体痴呆还伴有胆碱能的缺陷，可以给予胆碱酯酶抑制剂改善认知功能障碍，如上文中治疗阿尔茨海默病的多奈哌齐等。而对于明显的精神症状，如视幻觉、妄想等的患者可谨慎给予抗精神病药物，如氯硝安定、利培酮、奥氮平等。若有情绪低落等抑郁症状可选择性使用 5- 羟色胺受体再摄取抑制剂，如氟西汀、西酞普兰等。用药必须在医生指导下进行，患者及家属不能擅自调整剂量或换药、停药。

路易体痴呆的主要治疗目的是提高认知功能，解除精神行为症状和改善社会生活能力，家属应密切观察服药后的不良反应。

（5）正常颅内压脑积水导致的痴呆

大脑内脑室及各个腔内会有液体流动，这就是脑脊液。脑脊液在大脑及脊髓内不断循环，供应脑细胞营养，运送脑组织的代谢产物，调节中枢神经系统的酸碱平衡。如果脑脊液的回流出现问题，在颅内积聚，脑积水进行性发展，会形成一种稳定的代偿状态。这时测量颅内压并不高，但脑积水会压

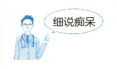

细说痴呆

迫脑实质，导致脑组织缺血损伤和血管病变，最终导致痴呆的发生。

把颅内积聚的脑脊液引流出来（如腰穿）可以缓解部分症状，如步态不稳及尿失禁等。但在没有发现造成脑脊液回流障碍的根本原因前，这些治疗只能在数日内缓解症状。

2 中医治疗

（1）中药治疗

用西药来缓解各种痴呆症状的同时，不能忘了我们还有另一招，那就是中医治疗。中医作为祖国医学，有其特点和优势。同样都是痴呆，要根据不同的病证分型选用不同的中药，这就是中医的辨证论治。不只是痴呆的治疗，辨证论治是所有中医治疗的核心，也是中医个体化医疗的体现。那什么是辨证论治呢？"证"是指机体在疾病发展过程中某一阶段的病理概括，包括病变的部位、原因、性质以及邪正关系，能够反映出该阶段病理变化的本质。

所谓"辨证"，就是将四诊（望，观气色、看形态；闻，听声息、闻气味；问，询问症状、病史；切，摸脉象、触身体）所收集的资料，结合症状和体征，通过分析综合，辨清疾病的原因、性质、部位以及邪正之间的关系，从而概括、判断为某种性质证候的过程。所谓"论治"又叫施治，是根据辨证分析的结果来确定相应的

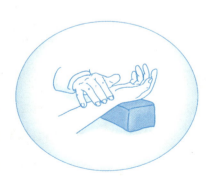

中医治疗的核心：
望、闻、问、切

第5章 // 如何治疗痴呆

治疗原则和治疗方法。辨证是治疗的前提和依据，论治则是治疗的手段和方法。

中医认为，痴呆的发生不外乎由虚、痰、瘀导致。虚指气血亏虚，脑脉失养；阴精亏空，髓减脑消。痰指痰浊中阻，蒙蔽清窍；痰火互结，上扰心神。瘀指瘀血阻痹，脑脉不通；瘀血阻滞，蒙蔽清窍。三者可单独致病或互为影响。

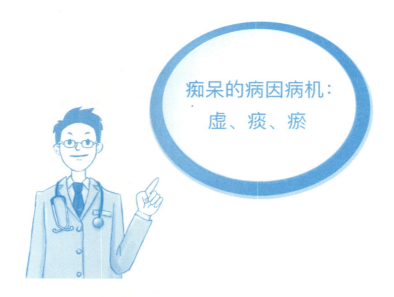

痴呆的病因病机：虚、痰、瘀

① 髓海不足：脑为元神之府，神机之源，一身之主。由于年老肾衰，久病不复等，导致脑髓空虚，则神机失用，出现痴呆。肾为先天之本，肾藏精，精生髓，髓养脑。若肾精不足，则出现脑髓消减、记忆力减退，甚至智力障碍、动作笨拙、反应迟钝。

除了上述表现之外，临床上还会出现肾精不足的表现。肾开窍于耳，就是说耳朵的听力是由肾来营养；肾主骨，就是说人的骨头由肾来滋养；发为肾之外华，又为血之余，是指头发的营养根源于肾，营养来源于血，肾气足、血气旺盛，头发才能有光泽。如果肾精不足，会有耳鸣耳聋、毛发枯

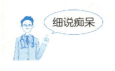
细说痴呆

槁、牙齿脱落、腰膝酸软、骨痿无力等症状。此类患者的舌象还有会出现舌质瘦、舌色红、舌少苔或无苔等。

治疗上应以补肾益髓、填精养神为主。药用熟地、肉苁蓉、山萸肉、菟丝子等，可加用鹿角胶、龟板胶、阿胶、紫河车等血肉有情之品。

② 气血亏虚：心为君主之官而主神明。气血亏虚，神明失养则心神涣散，呆滞善忘。如果心血亏虚，心神失养；或脾胃亏虚，不能运化水谷，气血生化乏源，导致气血亏虚，气血不能上荣于脑，均可以导致神情涣散，善忘呆滞。

除此之外，还会出现气血亏虚的临床表现，如容易疲劳，少气懒言不爱说话，心悸失眠，多梦容易惊醒；气血不能濡养四肢，则会出现指甲苍白等。患者舌质淡，舌边有齿痕，均为气血亏虚的表现。

治疗上应以益气养血、补肾健脾为主。药用人参、白术、黄芪等益气之品，当归、熟地、赤芍、丹参等养血，可配伍紫河车、阿胶、续断、杜仲、鸡血藤、何首乌等益气养血。

③ 痰浊蒙窍：痰浊蒙蔽清窍为主要病理机制。若平时多食肥甘厚腻，就会损伤脾胃功能，难以消化食物，导致痰浊内生，阻滞体内气机；痰浊上行，蒙蔽清窍就会出现反应迟钝、记忆力减退等痴呆表现。

还会有体现痰浊的证候，如多痰、多涎，自觉头重如布包裹，即头部感觉沉重如戴帽子或紧箍感等，或有腹部胀满不适等脾胃运化水谷受损所致的表现。此类患者舌淡胖，边有齿痕，苔厚腻等，均为痰浊壅滞的表现。

治疗应以健脾化浊、豁痰开窍为主。药用党参、半夏、陈皮、石菖蒲、远志等。脾虚者，可重用党参，或加用茯苓、黄芪、白术、山药等健脾之品。痰浊重者可重用陈皮、半夏，或加用胆南星、厚朴、佩兰、白豆蔻等。

④ 瘀血内阻：脑络瘀阻为主要病理机制。平素情志不畅，如长期抑郁、焦虑者，容易导致肝气郁结，气机不畅，血液运行受到影响，血液瘀

· 104 ·

滞；或者外伤之后血瘀内阻，致脑络瘀阻出现痴呆。

还会出现瘀血内阻的表现，如肌肤质硬而粗糙，面色黑且无光泽，嘴唇紫暗，双目无光，口干但又不想喝水等。舌暗，或有瘀斑瘀点，舌下脉络瘀滞。

治疗上应以活血化瘀、开窍醒脑为主。药用麝香、桃仁、红花、川芎等活血化瘀之品；虫类药物善活血，可加用全蝎、蜈蚣、水蛭等。若瘀血日久不去、新血不生，而致血虚明显，表现为面色苍白等，可加用当归、鸡血藤、三七以养血活血。

各种辨证的具体临床表现、舌苔脉象及治法的区别

辨 证	临床表现（除痴呆外）	舌苔脉象	治 法
髓海不足	耳聋耳鸣，毛发枯槁，牙齿脱落，腰膝酸软，骨痿无力	质瘦，舌色红，舌少苔或无苔，脉沉细	健脾化浊，豁痰开窍
气血亏虚	易疲劳，少气懒言，心悸失眠，多梦易惊醒，指甲苍白	舌质淡，边有齿痕，脉象细弱	益气养血，补肾健脾
痰浊蒙窍	多痰、多涎，头重如布包裹	舌淡胖，边有齿痕，苔厚腻	健脾化浊，豁痰开窍
瘀血内阻	肌肤质硬而粗糙，面色黧黑，嘴唇紫暗，双目晦暗，口干却不想喝水	舌暗，有瘀斑或瘀点，舌下脉络瘀滞，脉细涩	活血化瘀，开窍醒脑

（2）中医非药物治疗

除了中药治疗以外，其他中医治疗手段也可以延缓疾病发展，改善生活质量。如阿尔茨海默病的常规用药之外再加上针灸治疗，可有效帮助改善患者的认知能力及日常生活能力。

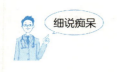

细说痴呆

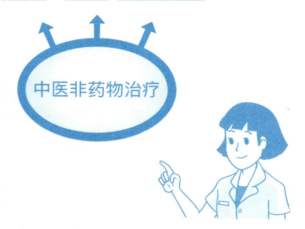

针灸包括针法和灸法。针法是使用毫针针刺穴位，并使用行针手法以得气，达到治疗疾病的目的。常以人中、四神聪、百会、神庭、水沟为主穴，配合大椎、关元、太溪、三阴交等。

除了穴位选择有讲究，医生在针刺时还会使用特殊的手法（即行针手法）以获得不同的效果，在治疗中也起到至关重要的作用。只不过手下的动作经常很细微，外人很难察觉到。最常用的行针手法有两种，一种是提插法，即上提下插毫针，另一种是捻转法，即向前向后捻转毫针。除此之外，还有循法（手指顺着经脉循行在穴位上下部轻柔循按）、弹法（手指轻弹针柄）、刮法（拇指或食指上下刮针柄）、摇法（轻轻摇动针柄）、飞法（轻轻揉搓针柄多次后一搓一放）等。

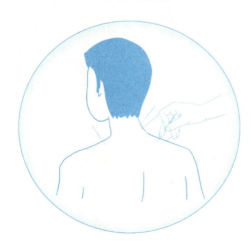

针刺治疗

灸法是使用艾叶为主要材料做成艾条或艾柱，燃烧后借助热力温煦穴位以达到治疗疾病的方法。使用灸法时，可以直接作用于穴位，也可以中间隔着药物（附子）或其他材料（姜、蒜、盐）进行；使用艾条时，可以手持借助艾灸盒，保持与皮肤间一定距离进行熏烤。灸法辅助治疗痴呆时可以选择百会、神庭、四神聪、神门、内关，或者足三里、心俞、肾俞、肝俞等进行组合，每穴灸10～15分钟。

艾灸治疗

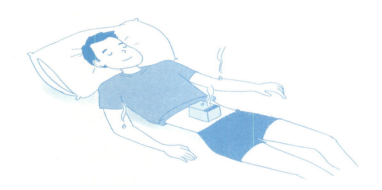

中医特色治疗还包括耳穴压豆。《黄帝内经》中记载："耳者，宗脉之所聚也。"中医认为，人的五脏六腑、四肢躯干均可以在耳朵上找到对应的位置（耳穴），当身体的某部分出现故障，即患某种疾病时，这些位置会出现压痛等反应。而刺激某些耳穴，通过经脉的循行，可达到补肾填精、益气健脑增智的目的，可辅助治疗痴呆。

具体方法是，将表面光滑、近以圆球状或椭圆状的中药王不留行籽或小绿豆等，贴于0.6厘米×0.6厘米的小块胶布中央，然后对准耳穴贴紧并稍加压力，使患者耳朵感到酸麻胀或发热。贴后每天自行按压数次，每次1～2分钟，每贴保持3～7天。一般取心、肾、额、皮质下、神门等穴位，并随证加减。

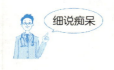

细说痴呆

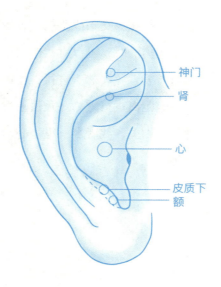

3 心理－社会行为治疗

除了药物治疗以外，心理－社会行为治疗也可以对预防痴呆的发生或延缓病情发展起到重要的作用。广义的心理－社会行为治疗从整体上评估患者的病情，根据病情制订治疗策略，并且进行安全评估（如患者是否具有自杀行为及暴力行为等）；而狭义的心理－社会行为治疗是针对某一具体的症状或行为进行治疗，包括行为治疗、情感治疗、认知治疗等。作为家属或护理人员，应该密切观察患者的精神行为状态，及时就医以获得对症治疗。

心理－社会行为治疗还包括支持性心理治疗，就是与患者建立良好的关系，让患者感受到周围的人在关心、了解他（她），给予患者克服困难的信心和正能量。医生或者家属应该细心聆听患者的倾诉，鼓励患者培养信心和希望，应对各种挫折和不良情绪。让患者体会自身价值，通过认定与过去经历的情绪反应之间的联系来减少不良刺激（确认治疗）。

家属可以改变周边环境,如更换带有自动冲洗装置的便盆或者完善夜间照明等以方便患者生活,尽量避免其在生活中受挫,减少不良情绪。还可以养小动物,减少患者的孤独感,改善患者的不良情绪。

4 理解和关爱是最好的治疗

面对痴呆患者,家人在精神上、身体上、经济上都会感受到巨大的压力。但作为患者本身,家人的不耐烦、嫌弃,还有周围人们的异常眼神及远离,都会让他们觉得连累了别人,在精神上饱受摧残,这样是非常不利于疾病的治疗的。

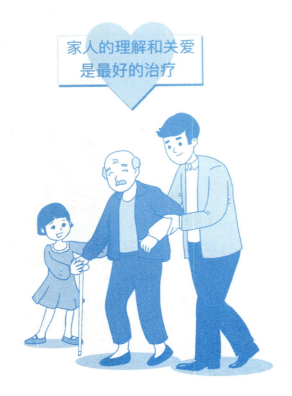

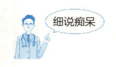

细说痴呆

患者其实非常渴望得到家人的理解和关爱，这样才能保持心情愉悦，生活质量也会提高，有助于病情的好转。作为家人，除了陪同就诊、配合治疗、仔细照顾外，还要注意不能只把精力放在疾病本身，应该理解痴呆患者首先是个体的人，需要得到相应的情感照护。

对于大多数疾病来说，我们只能多去安慰，而不是完全治愈。

5 其他治疗

练习太极拳可以延缓痴呆的发展。太极拳讲究心神合一及形体与意念的结合，通过对意、气、形、神的锻炼而健脑强身，从而延缓痴呆的发展。

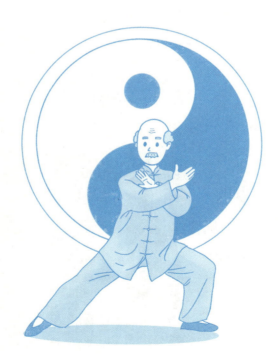

第 5 章 // 如何治疗痴呆

除了打太极拳以外,还可以通过做手指操来锻炼手指起到健脑的作用。常见的手指操如下:

(1)大拇指依次与同手食指、中指、无名指、小拇指对指。

(2)双手十指交叉抱拳。

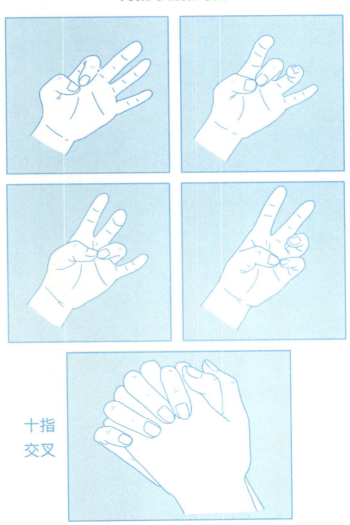

拇指与各指对指

十指交叉

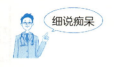

细说痴呆

（3）双手交替石头剪刀布，如左手石头时，右手剪刀；左手剪刀时，右手石头等。

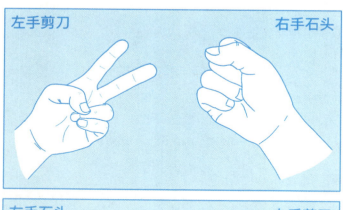

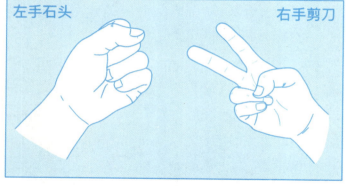

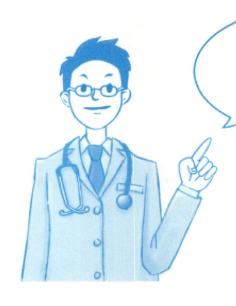

第 6 章
Chapter 06

痴呆的预防

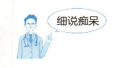
细说痴呆

1 做到这些就可能远离痴呆

痴呆对患者及家属都有很大的不良影响,每个人都不希望自己或家人患上痴呆。目前已有的治疗效果还不是很理想,可以说,对于痴呆这种疾病,预防要比治疗重要得多。

(1) 勤动脑

就像任何机器一样,大脑需要不断运转才能发挥更好的作用。老年人要培养良好的用脑习惯,注意锻炼大脑,避免因为长久不用而荒废。

回顾有些患者的病史会发现,他们往往退休较早,整天在家无所事事,除了看电视以外就是在家闲坐,几乎不用动脑子干什么。每天做的最复杂的事情就是去超市买东西,还可能算错账。久而久之,大脑的功能越来越差,严重时甚至记不住看过的电视节目内容。这种情况会引发一系列恶性循环,越什么都不做就越觉得什么都做不好,越害怕做不好就越什么都不敢做。好不容易鼓足勇气去尝试新事物,还弄得一塌糊涂,严重挫伤了自信心。

其实,这种老年痴呆的情况就是典型的用进废退,是完全可以避免的。比如有的老年人有自己的小爱好,爱琢磨,退休后正好有大把的时间进行钻研,这样一来脑子就越用越灵活。还有的老人喜欢打牌、玩麻将、下象棋,这些活动同样也是需要动脑子完成的。经常用脑的老年人大脑退化进程会减慢,患痴呆的风险也会降低。

不止老年人，年轻人一天到晚玩手机，使用计算器算数，大脑的书写和计算功能也会退化。老年人如果不勤用脑，退化的就更厉害了。

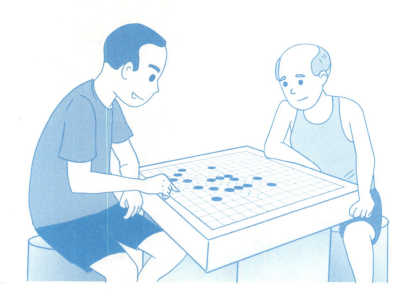

（2）多交流

要想大脑灵活，远离痴呆，多与人交流也很重要。有研究发现，心胸开阔、外向型的人，罹患痴呆的风险比性格孤僻的人低很多。

大脑是害怕孤独的。好多老年人经常独自待在家里，没有人可以说话、聊天。长此以往，大脑中掌管语言、交流的部分就会退化，逐渐丧失原有的功能。孤独还有一个如影随形的兄弟就是抑郁，当抑郁达到一定程度，人看上去就会显得呆傻，对别人说的话反应迟缓，一副淡漠的表情。孤独感越严重，越是不敢与人交流，最终导致患者沉浸在自己的小世界里，失去与外界的正常沟通，痴呆病情越来越严重。

其实大多数老年人是渴望与外界交流的，他们会通过和家人相处、参加

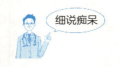

细说痴呆

社交活动,甚至只是单纯、热心地和别人说话,来排解自己的孤独感,与外界建立联系。而这些外向、爱交流的老年人一般不会患上痴呆。所以,老年人不要总是自己独自待在家,应该多出去与人交流,这才是有益身心健康的。

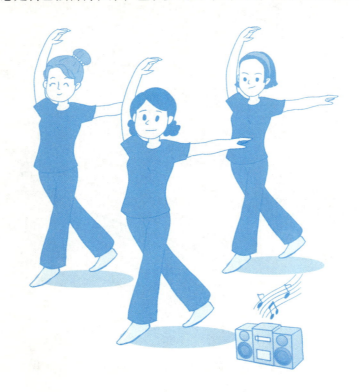

(3) 定期体检

老年人一定要注意体检,积极预防和治疗高血压病、糖尿病、冠心病等慢性疾病。比如,已患有糖尿病,一定要把血糖控制好,否则早晚会发生糖尿病并发症。有研究表明,糖尿病会造成血管内皮的损伤,患者罹患脑梗死的风险较没有糖尿病者要高好几倍。

第 6 章 // 痴呆的预防

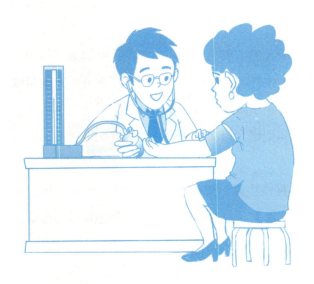

2 有预防痴呆作用的食物

核桃：

核桃仁很像人的大脑，民间也有"吃啥补啥"的说法，认为吃核桃能补脑。核桃富含具有补脑益智功能的营养成分，如卵磷脂对脑神经有良好的保健作用；还含有维生素 C 和维生素 E 等多种抗氧化剂，能对抗人体衰老的氧自由基。核桃仁中的锌、锰、铬等微量元素也是人体不可缺少的。

香蕉：

我们都知道香蕉可以缓解便秘症状，是含钾量很高的食物，还能提供大量能量。除此之外，香蕉还是一种营养价值很高的食物，它含有碳水化合物、蛋白质、粗纤维及多种微量元素，包括钙、磷、铜等，不仅对高脂血症、高血压病有预防作用，还有减轻心理压力的作用。所以常吃香蕉是有补脑效果的。

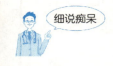 细说痴呆

苹果：

苹果中含有一种天然抗氧化剂——类黄酮，可以通过抑制低密度脂蛋白氧化而发挥阻止动脉粥样硬化的作用；苹果中还含有丰富的果胶，可以降低胆固醇的水平，也有利于阻止动脉硬化的发生。另外，苹果还可促进大脑产生乙酰胆碱，可增强记忆，提高学习的速度和准确度。

大枣：

大枣中含有多种维生素，如维生素 B_1、维生素 B_2、维生素 C、维生素 E 等，有"天然维生素王"的美称。此外，大枣还具有养血安神的作用，气血亏虚的痴呆患者可以多吃大枣。

牛奶：

牛奶富含蛋白质和钙，还含有多种氨基酸，尤其是含有通过植物蛋白无法获得的蛋氨酸和赖氨酸。经常饮用牛奶，可以补充多种营养大脑的物质，预防痴呆的发生。

大蒜：

大脑活动的主要能量来源是葡萄糖，要想使葡萄糖发挥应有的作用，就需要有足够的维生素 B_1。大蒜本身并不含大量的维生素 B_1，但它能增强维生素 B_1 的作用。大蒜可以和维生素 B_1 产生一种叫"蒜胺"的物质，作用远比维生素 B_1 强得多。因此，适当吃些大蒜，可以使葡萄糖更好地为大脑提供能量。

菠菜：

菠菜中含有丰富的维生素，还含有大量的抗氧化物质，可以清除人体内的某些有害物质。常吃菠菜有助于减轻老年人记忆力减退的症状。

黄花菜：

黄花菜也是一种健脑菜，含有丰富的营养物质，如植物脂肪、氨基酸、多种维生素和微量元素等。多吃黄花菜可以保证大脑的正常运行，起到预防痴呆的作用。

鸡蛋：

鸡蛋含丰富的卵磷脂和甘油三酯，具有健脑益智的作用，可以改善记忆力。老年人每天吃一个鸡蛋有助于预防痴呆的发生。但也要注意，过量食用鸡蛋会导致胆固醇升高，增加动脉硬化发生的可能。

绿茶：

长期喝绿茶也能预防痴呆的发生。研究发现，每天喝3杯以上绿茶的老年人，罹患痴呆的概率较少喝或不喝绿茶者低很多。这是因为绿茶中富含抗氧化物质——茶多酚，可以清除人体内的自由基，延缓衰老。绿茶还具有降低胆固醇的作用，抑制血管内斑块的形成，降低心脑血管疾病的发生风险。

除了上面提到的，还有很多食物具有预防痴呆的作用，常吃这些食物可以补充大脑所需的各种营养物质，保证大脑的健康，在一定程度上预防痴呆发生，但并不是说常吃这些食物就不会得痴呆。痴呆与饮食确实有密切关系，作为老年人，最重要的是营养均衡、合理搭配，不能暴饮暴食，不能挑食。要注意来自肉、蛋、奶、鱼等的优质蛋白的摄入，保证大脑功能；也不能缺少来自蔬菜、水果及豆制品的维生素等营养物质。另外，还应注意补充锌和硒，已有研究发现这两种微量元素能够降低阿尔茨海默病的发病率。

3 家里出现了痴呆老人该如何处理

家里出现了痴呆老人该如何处理呢？有三项内容是首先应该做到的。

（1）尽早识别

痴呆是一种很有特点的疾病，具有非常典型的症状。但是，人们经常会

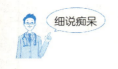

细说痴呆

把这些典型症状与正常衰老的表现搞混,随着病情不断加重才意识到,原来这就是痴呆。

痴呆早期最显著的特征就是对刚刚发生的事情遗忘得特别快。比如出门买菜,到了市场却忘记了要买什么;接孙子放学,却半路跑到公园下棋去了。还有更严重的,比如本来在烧水,一干别的事情就把烧水的事情忘了,结果把锅烧漏甚至引起火灾;独自出门后,迷路却找不到家。另外,如果老年人原来特别爱说爱笑,突然间变得沉默寡言、反应特别迟钝了,也要注意是不是患上了痴呆。

许多痴呆患者的家属都能回想起上述现象,后悔当时没有充分重视。作为子女,平时工作再忙,也要留心观察老年人的身心情况,识别正常衰老和痴呆早期的表现。

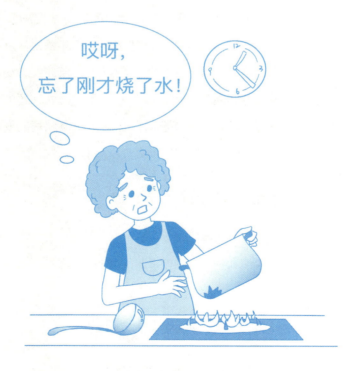

（2）尽早就医

如果家里的老人出现了上面提到的情况，可能就是痴呆早期的表现，老人患上痴呆的概率很大。接下来要做的，就是及时陪同老人去医院。千万不能认为痴呆不是疾病而掉以轻心，一定要尽快就诊，采取相应措施，以免造成严重后果。

目前针对阿尔茨海默病还没有特效的治疗措施，但早期诊断和治疗仍是非常重要的。尽早就诊，医生可以更清晰地了解患者认知功能下降的原因，对患者个体化治疗有很重要的指导作用。尽管目前尚无根治痴呆的药物，但尽早使用对症治疗的药物，如美金刚、多奈哌齐等对早期患者还是有一定的效果。在患者智能全面衰退之前接受治疗，才有可能减缓病情的发展，取得最佳的治疗效果，尽最大可能延缓疾病的进展速度，提高患者的生活质量。

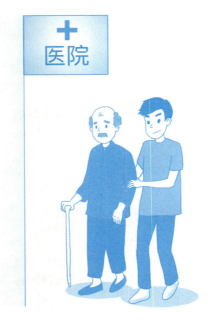

老年人就医需陪同

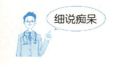
细说痴呆

（3）理解和关爱

除了尽早发现和及早就医，对老人的理解和关心也是非常重要的。比如当老人忘记正在烧水时，千万不能责备。老人患上了痴呆，在痴呆前期认知功能开始减退的时候，自己也是非常懊恼的。

有的老人曾经非常精明能干，可现在却连烧水做饭、接小孩、自己回家、买菜等简单的事情都做不好，心理上是很难接受的。如果家人不分青红皂白加以责备，对他们自尊心的伤害是非常严重的。患者本人可能不会意识到自己得了病，只是觉得自己受到嫌弃，不再被家人接受、喜欢，一系列悲观情绪会相继涌现。特别是平时心思比较重、比较敏感的老人，会陷入自卑、自责、抑郁的情绪中不能自拔，病情越来越重。在面对老人反复犯错误的时候，家人要给予充分的理解，更加耐心、细心对待并加以鼓励。

现实生活中，有一部分老人是非常倔强和强势的，他们认为自己只是年纪大了，记性不好很正常，否认自己患病，也拒绝去医院。对于这样的老人，千万不能硬来，不要辩论和争吵，要给予他们充分的时间来接受患病的现实。如果老人拒绝看医生，可以给他们买一些痴呆方面的书籍。老人一开始可能会表示拒绝，但没有旁人时还是会悄悄看两眼，这就有机会让他们认识到问题的严重性，积极配合治疗。

4 患者陪护的关键问题

痴呆患者陪护和治疗同样很重要，陪护的好坏直接决定了患者的治疗效果和预期寿命。要想陪护得好，就一定要做到以下几点。

首先，是对患者进行心理上的安慰。有学者认为，老年人所患的痴呆是一种社会心理疾病，患者的理解力和表达能力差，会产生急躁、焦虑和沮丧等心理反应。做好语言心理上的沟通，是非常重要的。要把痴呆患者当作婴幼儿对待，对于他们的答非所问、理解力差，要有充分的耐心，不厌其烦地反复讲解。注意保持积极、鼓励、启发式的语言和态度，不能埋怨，不能打击，不能说丧气话，更不能责备和辱骂。

其次，是对患者的日常生活无微不至的照顾。有些类型的痴呆患者到了疾病的晚期，往往不会自己穿衣、吃饭，不会自己上厕所，甚至都不能自己行走活动，需要有专人来全天照顾。防止跌倒、避免骨折是首要任务。许多老年人有骨质疏松，往往一次骨折后就再也下不了床了，因此常被称为"临终骨折"。如果痴呆患者行动不便，活动时就一定要进行搀扶，或者坐轮椅，避免"临终骨折"。还要避免让患者接触热水瓶、电源、刀子、剪子等危险物品，避免造成伤害。曾经有痴呆老人自己去打开水时误以为要洗脸，结果把开水直接淋到了手和胳膊上，造成严重烫伤；还有患者要切菜，却不小心切到了自己的手。

第三，是要积极预防肺炎和压疮。晚期痴呆患者的肺炎及压疮发病率很高，死亡率也很高。相关资料显示，痴呆患者的死亡原因 90% 以上是并发肺炎和压疮感染。晚期的痴呆患者大部分都会长时间卧床，最常见的两个并发症就是坠积性肺炎和压疮，做好全身和局部的护理格外重要。具体来说，应该每 2 小时翻身、拍背一次；保持皮肤清洁，用温水擦洗（不能使用酒精或消毒剂），注意观察皮肤情况；可以用棉垫、枕头垫于患者臀部、肋部等压疮好发部位；可以购买能升床头的医院用床，定期抬高床头 30°，降低发生坠积性肺炎的概率。另外，还应注意千万不要让老人平躺在床上吃饭、喝水、服药，避免发生呛咳，最终导致肺炎。

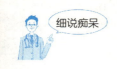细说痴呆

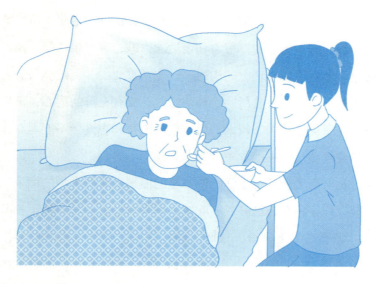

第四，要趁患者意识尚清醒时教会他们一些重要的事。在痴呆患者意识还比较清醒的时候，家属一定要鼓励他们勇敢地表达自己，让他们记住自己的名字、家庭住址等信息。这件事听起来简单，但具有很重要的意义，做起来也有点难度。痴呆老人还清醒的时候，被问及姓名、家庭住址，会认为别人在开玩笑或者是在嘲笑他。出于自尊心，他们可能不屑于配合回答，而随着智能逐渐减退，他们最终会完全忘记。所以，需要家属不厌其烦地反复重复老人的姓名和家庭住址，形成条件反射；患者后期病情恶化而完全失忆时，即便丧失理解和沟通能力，也能机械地重复这些信息。曾有门诊患者就是这种情况，确诊痴呆以后，家属就天天告诉他："以后你要是走丢了，就跟别人说，我叫××，我家住××××。"后期再来就诊的时候，不管别人问他什么，他都会大声说出姓名和住址。虽然答非所问，但是肯定不怕走丢了找不到家。如果实在教不会，那么就在老人口袋里放一张写有姓名、家庭住址、联系人电话的卡片，方便老人走失后得到帮助。

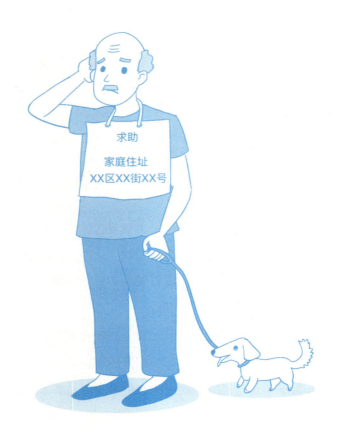

　　最后，要给痴呆患者选择自己命运的机会。对于痴呆老人来说，能在思维能力较好的时候安排好自己的生活，对自己的未来做出理智的选择很重要。有的老人不希望自己痴呆以后的生活一塌糊涂，会趁意识尚存的时候和家人嘱咐一些事情，比如在痴呆晚期时希望被如何对待，或还有什么放心不下的事情需要托付。特别是对于一些个性比较强的痴呆患者，在智能逐渐减退后，还是希望生活按照自己的想法进行，但是却已经不能明确表达，这时候如果有一份预先准备好的规划安排，家人就能明白并帮助其完成心愿。

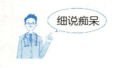
细说痴呆

5 痴呆患者更需要家人陪伴

（1）痴呆并不是完全变"傻"了

有人认为痴呆患者得病后就"傻"了，就没有感情，做事情没有逻辑，其实事实并不是这样的。痴呆老人只是认知功能减退，可能退化到了小孩子的水平，但他们还是有情感的，依然需要关心和爱护。家人的关爱和陪伴，对痴呆老人来说非常重要。

有些家属认为，痴呆患者就应该被送到医院或养老机构去，在那里既有专门人员提供日常照护，也有一大群同病相怜的病友陪伴，患者肯定会过得特别开心。实际情况不是这样的，痴呆患者更希望的是和家人在一起。即便住在医院，他们也希望家属能经常探望，聊聊家里的事情，见见自己的孙子、孙女。有些心理上的感受，是医生、护士给不了的。痴呆患者在得病早期都会感到无助、迷茫和焦虑，这时能有家人的陪伴和支持，他们就可以更加坚强、勇敢地和疾病做斗争，延缓痴呆的进展。

（2）痴呆患者也需要快乐生活

无论疾病是否可能被治愈，痴呆患者同样希望自己的余生是快乐的。痴呆目前的确是一种不能被治愈的疾病，但这并不意味着患者就一定要消极地生活。就算认知功能只有婴儿的水平，他们也是需要快乐的。家人陪在身边，就会感到温暖和安心，就会全身心放松，无忧无虑地生活，这是其他人给不了的安全感。如果晚年能有自己的伴侣、儿孙环绕在身边，不管有没有患上疾病，都是快乐的。

家人的陪伴，可能就是目前缓解痴呆进展的良药。

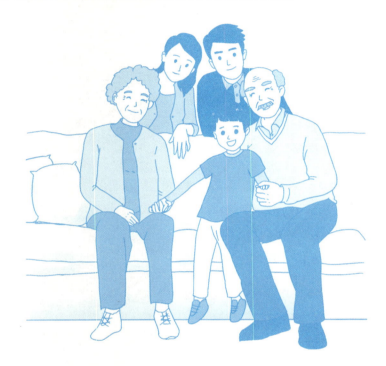